Zur Forschung an humanen Stammzellen und Klontechniken

Rechtliche und ethische Grenzbereiche

von

Kathrin Spitzer

Tectum Verlag
Marburg 2004

Umschlagabbildung: ©Th. Pflaum/VISUM

Spitzer, Kathrin:
Zur Forschung an humanen Stammzellen und Klontechniken.
Rechtliche und ethische Grenzbereiche.
/ von Kathrin Spitzer
- Marburg : Tectum Verlag, 2004
ISBN 978-3-8288-8717-6

Tectum Verlag
Marburg 2004

Vorwort zur Diplomarbeit

„Verstößt die Tötung des Embryos allein deshalb
gegen seine Menschenwürde, weil er nicht 'nur' getötet,
sondern 'auch noch' für die Forschung benutzt wird?"
(Prof. Dr. Jochen Taupitz)

Die Forschung am Embryo – am 30. Januar 2002 beschloss der Deutsche Bundestag, den Import von menschlichen embryonalen Stammzellen zwar grundsätzlich zu verbieten, jedoch unter strengen Bedingungen zu genehmigen. Dies setzte den Auslöser für eine hitzige Debatte beim Gesetzgeber, aber auch in der Gesellschaft.

Geleitet von einem provokanten Interview wuchs mein Interesse und ich entschied, mich in meiner nun vorliegenden Diplomarbeit diesem Thema zu widmen.

Ausgehend von festen Überzeugungen und einem bestimmten Ergebnis vor Augen, überwältige mich zunächst eine ungeahnte Literaturvielfalt, die mir die unterschiedlichsten Blickwinkel eröffnete.

In meiner vorliegenden Arbeit sollen die rechtlichen Regelungen und ethischen Sichtweisen aufgezeigt und schließlich bewertet werden. Weil sich die humane Stammzellforschung seit den letzten fünf Jahren in einer geradezu rasanten Entwicklung befindet, stößt man auf Gegensätzlichkeiten, die sich zum Teil sehr kontrovers gegenüber stehen und die eine einfache Lösung deshalb nicht ermöglichen.

Neben grundlegenden naturwissenschaftlichen Zusammenhängen, werde ich im zweiten Kapitel die einschlägigen deutschen rechtlichen Regelungen erörtern und vergleichende Bezüge auf internationaler Ebene und zum Ausland diskutieren. Im Kapitel 3 erläutere ich dann die maßgeblichsten Positionen der Bioethikdebatte und stelle im vierten Kapitel die Ergebnisse meiner internationalen Fragebogenumfrage (Juni 2002 – Dezember 2002) vor, um im anschließenden fünften Kapitel zu einer abschließenden Stellungnahme zu kommen.

An dieser Stelle möchte ich auch im besonderen meinen Eltern und Thomas für ihre tatkräftige Unterstützung bei der Anfertigung dieser Arbeit danken.

Inhaltsverzeichnis

Abkürzungsverzeichnis

AMG	Arzneimittelgesetz
AS-Zellen	adulte Stammzellen
BVerfG	Bundesverfassungsgericht
EG-Zellen	embryonale Keimzellen
ES-Zellen	embryonale Stammzellen
ESchG	Embryonenschutzgesetz
GG	Grundgesetz
h.M.	herrschende Meinung
IVF	in-vitro-Fertilisation
i.S.d.	im Sinne des
i.V.m.	in Verbindung mit
NIH	National Institutes of Health
StGB	Strafgesetzbuch
StZG	Stammzellgesetz
StZG-E	Entwurf zum Stammzellgesetz
TFG	Transfusionsgesetz
TPG	Transplantationsgesetz
UN	United Nations
UNESCO	United Nations Educational, Scientific and Cultural Organization
WHO	World Health Organisation
ZEKS	Zentrale Ethikkommission für Stammzell-forschung

Kapitel 1

WISSENSCHAFTLICHER HINTERGRUND

1.1 Die verschiedenen Typen von Stammzellen – Herkunft, Eigenschaften und Gewinnung

Als Stammzelle wird jede undifferenzierte Zelle eines Organismus[1] bezeichnet, die zum einen das Potenzial besitzt, sich selbst im Körper oder in vitro durch Zellteilung unbegrenzt zu vermehren, sich damit zu erneuern und zum anderen auch in einzelne oder mehrere Zelltypen ausreifen kann (Differenzierung). Stammzellen besitzen somit zwei besondere Eigenschaften. Einerseits übernehmen sie, vor allem zu Beginn ihres Entwicklungsprozesses die Aufgabe der Proliferation, bei dem gleichartige undifferenzierte Tochterzellen entstehen und theoretisch eine unendliche Replikation stattfindet. Auf der anderen Seite kommt es zum Prozess der Ausdifferenzierung in eine Vielzahl der ungefähr 210 Zelltypen des Körpers, bei der aus einer Stammzelle eine Zelle mit völlig anderen, neuen Eigenschaften hervorgeht (z.b. Muskelzellen, Nervenzellen, Blutzellen, Herzzellen). Dieses Differenzierungsvermögen wird als *Pluripotenz* bezeichnet. Ein eigenständiger Organismus kann aus pluripotenten Stammzellen jedoch nicht mehr entstehen. Diese Möglichkeit besitzen nur *totipotenten* Stammzellen, die von sehr frühen Embryonen (vermutlich bis Acht-Zell-Stadium[2] der Zygote) stammen. Bis zu dieser Reifephase kann sich aus jeder einzelnen Zelle dieses Embryos durch Zellteilung ein eigenständiger Mensch entwickeln.

Stammzellen übernehmen nicht die Funktion, selbst bestimmte Zell-

---

1 Embryonen, Feten oder geborene Menschen.
2 Vgl. DFG: Mensch nach Maß. Fragen an die Medizin der Zukunft, 23. Oktober 2002, S. 1 ff. (http://www.dfg.de/aktuelles_presse/themen_dokumentationen/stammzellen/dossier_stammzellen.html).

abläufe auszuführen, sie entwickeln sich lediglich zu den dafür spezialisierten Zelltypen.

Mit Hilfe von verschiedenen und spezifischen Nährlösungen ist es bereits möglich im Labor bestimmte Zelltypen zu züchten. Allerdings existiert bis zum jetzigen Zeitpunkt kein Verfahren mit dem man die Entwicklung von Stammzellen in eine bestimmte Richtung dirigieren kann.

Je nach der Herkunft von Stammzellen und den technischen Gewinnungsverfahren unterscheidet man *embryonale* (aus Embryonen), *fetale* (aus Embryonen oder Feten), *neonatale* (aus Nabelschnurblut) und *adulte* (von Säuglingen, Kindern, Erwachsenen) *Stammzellen*.

Die entwicklungsbiologischen Potenziale sind in den verschiedenen Stammzelltypen in unterschiedlichem Maße ausgeprägt.

1.1.1 Embryonale Stammzellen

Die Methoden zur Isolation von embryonalen Stammzellen (ES-Zellen) sind aus Mausexperimenten seit den 1980er Jahren bekannt.[3] Doch erst 1998 konnten menschliche embryonale Stammzellen isoliert und kultiviert werden.[4] Mittlerweile existieren weltweit ca. 72 genetisch unterschiedliche Stammzelllinien die von verschiedenen Forschungseinrichtungen u.a. in den USA, Australien und Israel hergestellt wurden.[5] ES-Zellen werden aus dem Inneren weniger Tage[6] alter Embryonen (im Blastozystenstadium) entnommen.

Zur Zeit gibt es mehrere Möglichkeiten um Stammzellen aus in vi-

---

3 Vgl. Evans, M.J./Kaufmann, M.H., Establishment in culture of pluripotential cells from mouse embryos, in: Nature (1981), Nr. 292, S. 154-156.

4 Erstmals beschrieben durch: Thomson et al., Embryonic stem cell lines derived from human blastocysts, in: Science (1998), Nr. 282, S. 1145-1147.

5 Stand: November 2001, vgl. Graf, Roland Stammzellenproblematik, 11. April 2002 S.2 (http://cloning.ch/cloning/stammzellen.html).

6 Überwiegende Meinung: ca. 4. Entwicklungstag (vgl. DFG, Empfehlungen der DFG zur Forschung mit menschlichen Stammzellen, Naturwissenschaftlicher, juristischer und ethischer Hintergrund, 3. Mai 2001, S. 3ff. (http://www.dfg.de/aktuelles_presse/reden_stellungnahmen/download/empfehlungen_stammzellen_hintergrund_03_05_01.pdf).

tro hergestellten Embryonen zu gewinnen:

1.1.1.1 Embryonale Stammzellen aus „überzähligen Embryonen"

ES-Zellen werden bei dieser Methode frühen Embryonen entnommen, die durch künstliche Befruchtung (IVF) gewonnen wurden, jedoch nicht mehr für eine Schwangerschaft eingesetzt werden können.[7]

In der modernen Medizin gibt es die Möglichkeit Embryonen künstlich durch die so genannte In-vitro-Fertilisation (IVF) zu erzeugen. Dabei verschmilzt das Ei außerhalb des mütterlichen Körpers im Reagenzglas mit der Samenzelle und es entsteht eine Zelle, die daraufhin eine Vielzahl von Zellteilungen durchläuft. Bis zum Stadium eines acht Zellen umfassenden Zellverbandes verfügen die Zellen über die sogenannte *Totipotenz*.

Aus diesem Zellverband heraus entwickelt sich am vierten Entwicklungstag die Blastozyste. Aus ihrer inneren Zellmasse, die einer Kugel (bestehend aus etwa 100-200 Zellen) ähnelt, können innerhalb von 3 Tagen die für die Forschung begehrten *pluripotenten* embryonalen Stammzellen gewonnen werden. In der Regel erfolgt dann eine spontane Ausreifung der ES-Zellen zu einem Gemisch verschiedener Zelltypen, darunter kontrahierende Herzmuskelzellen und Hirnzellen. Mit Hilfe spezifischer Wachstums- und Differenzierungsfaktoren ist es möglich, aus diesem Gemisch spezielle einzelne Zelltypen anzureichern.

Die Gewinnung dieser Zellen hat nach absolut h.M. nach den bisher angewandten Methoden die Zerstörung des Embryos zur Folge.[8] Allerdings ist es vorstellbar, dass durch die Entwicklung verfeinerter

---

7 Zum Beispiel durch Sinneswechsel oder Trennung des Elternpaares, Krankheit oder Tod der Mutter.

8 An Mausexperimenten konnten Entwicklungen festgestellt werden, die das Anlegen von ES-Zellkulturen auch dann ermöglichen, wenn nur einzelne Zellen aus der inneren Blastozyste entnommen werden. Damit bliebe der zur Entnahme verwendete Embryo intakt. Bei menschlichen Embryonen konnten derartige Erfahrungen nicht nachgewiesen werden. Auch existiert ein unbekanntes Verletzungsrisiko, so dass es unbedingt unvertretbar erscheint, menschliche Blastozysten nach einer derartigen Zellentnahme für eine Schwangerschaft weiterzuverwenden.

Techniken der Embryo auch nach den Entnahme von Stammzellen lebensfähig bleibt.[9]

1.1.1.2 Embryonale Stammzellen aus Zellkerntransfer („therapeutisches" Klonen)

Das „therapeutische" Klonen umschreibt ein Duplikationsverfahren zunächst ohne therapeutische Verfahrensweisen. Das langfristige Ziel dieser Methode zur Produktion embryonaler Stammzellen ist die Herstellung von Ersatzgewebe wie Herzmuskel- oder Nervenzellen oder sogar kompletter transplantationsfähiger Organe aus *körpereigenen Material* zu *therapeutischen* Zwecken.

Zunächst wird eine Eizelle entkernt und statt dessen ein Kern einer Körperzelle des Patienten (z.B. aus einer Hautzelle separiert) eingesetzt. Die Eizelle beginnt sich zu teilen und bildet einen genetisch identischen Klon des Erbmaterials des zuvor *überführten Zellkerns*[10]. Der (autologe) Zellkern wird auf Grund der Übertragung in die Eizelle *reprogrammiert* („verjüngt"), das bedeutet in den Urzustand versetzt. Dabei entsteht eine totipotente Zelle, die sich wie eine befruchtete Eizelle zur Blastozyste entwickeln kann. Aus der inneren Zellmasse der Blastozyste können ab dem 16-Zell-Stadium die pluripotenten Stammzellen, etwa Muskel- oder Nervenzellen entnommen und in den Körper des Patienten implantiert werden.

Diese Methode wurde bei dem Klonschaf „Dolly" angewandt, deshalb bezeichnet man den Zellkerntransfer auch als „Dolly"-Methode[11]. Bei Klonierungsversuchen mit Tieren treten häufig schwe-

---

9 Vgl. DFG (2001), a.a.O., S. 3 ff.
10 Im Zellinneren existiert nicht nur die genomische Zellkern-DNA, sondern auch die DNA der Mitochondrien. Diese mitochondriale DNA enthält das genetische Material der Spenderin der Eizelle. Deshalb sind Kern-DNA und mitochondriale DNA nach dem Zellkerntransfer meist unterschiedlichen Ursprungs. Daher handelt es sich streng genommen bei den nach dem Dolly-Verfahren hergestellten Klonen nicht um echte Klone, sondern nur um Kerngenom-identische Zellen (vgl. DFG (2001), a.a.O., S. 11 ff.).
11 1996 im schottischen Roslin-Institut von Ian Wilmut und Keith Campbell entwickelte Methode des Kerntransfers. Der Zellkern einer Euterzelle eines Schafes wurde in die enukleierte (entkernte) Eizelle eines zweiten Schafes

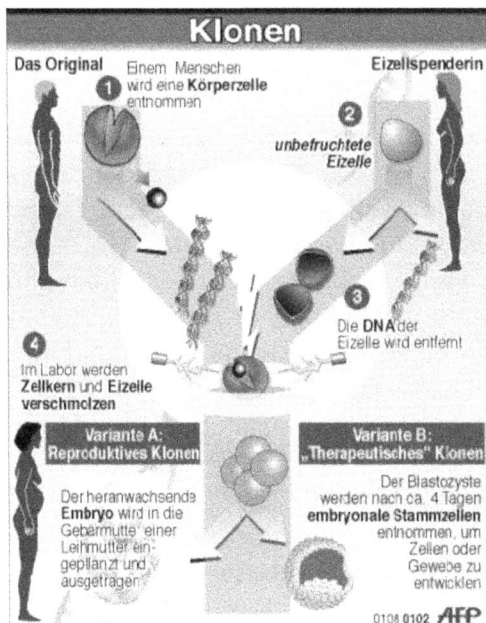

Abbildung 1.1: Klonen mittels Zellkerntransfer[13]

re gesundheitliche Schädigungen der Klone auf. Als mögliche Ursache wird die fehlerhafte Reprogrammierung des (autologen) Zellkerns vermutet.[12] Viele Wissenschaftler vertreten die Ansicht, dass die
Qualität der aus dem Zellkerntransfer resultierenden ES-Zellen am
höchsten sei, da durch dieses Klonverfahren Abstoßungsreaktionen
bei einer späteren Gewebeimplantation des mit dem Patienten genetisch identischen Material praktisch ausgeschlossen sind. Allerdings

---

übertragen. Diese befruchtet Eizelle entwickelte sich bis zum Embryonalsta-
dium und wurde daraufhin einem dritten Schaf implantiert. Das 1996 von der
Leihmutter geborene Schaf Dolly ist genetisch mit dem Schaf identisch dessen
Euterzelle verwendet worden war (vgl. Korzilius, Heike, Hello Dolly, in: Deutsches Ärzteblatt (1997), Jahrgang 94, Nr. 10, Ausgabe A, S. 549).

12 Nur in 1% bis 5% der Experimente wird der Zellkern richtig reprogrammiert
und ein gesunder lebensfähiger Klon entsteht (z.B. Dolly).

13 Aus: Zwischenbericht der Enquete-Kommission (2001), S. 7.

wirft diese Methode ethische Konfrontationen auf, da durch die Erforschung und die Etablierung von therapeutischen Klonverfahren ein Einsatz von menschlichen Eizellen notwendig wird. Eine Eizellspende ist jedoch mit erheblichen physischen und psychischen Belastungen der Spenderin als auch mit ethischen Implikationen verbunden, da auf diese Weise menschliche Embryonen zum Absterben gebracht und somit vernichtet werden[14] (vgl. Kapitel 3). In diesem Zusammenhang muss unbedingt zwischen zwei Arten des Klonens hinsichtlich ihrer spezifischen *Zielsetzung*[15] unterschieden werden. Während im bereits genannten Verfahren des *therapeutischen* Klonens die Heilung oder Erforschung von Krankheiten im Mittelpunkt der Forschung steht, wird beim so genannten *reproduktiven* Klonen die Vervielfältigung eines kompletten Menschen zu Fortpflanzungszwecken beabsichtigt. Das Ziel ist demnach die Herstellung einer lebensfähigen identischen Kopie einer bereits vorhandenen Kern-DNA. Insofern handelt es sich beim therapeutischen Klonen um die Problematik des Verbrauchs von Embryonen, während das reproduktive Klonen den Schutz der Menschenwürde des geklonten Menschen betrifft (vgl. Kapitel 3).

1.1.2   Embryonale Keimzellen

Stammzellen können darüber hinaus auch aus fünf bis neun Wochen alten abgetriebenen oder abgegangenen Feten gewonnen werden. Diese fetalen Stammzellen werden häufig auch als primordiale Keimzellen bezeichnet und sind die Vorläufer der Ei- bzw. Samenzellen. Im Labor werden sie dann künstlich zu embryonalen Keimzellen (em-

---

14 Deshalb werden als mögliche alternative Empfängerzellen für einen Zellkerntransfer tierische Eizellen diskutiert (z.B. Solter, Davor, et al., Putting stem cells to work, in: Science (1999), Nr. 283, S. 1468-1470). Bereits erfolgreiche Forschungsergebnisse dazu stammen aus China (2001): Kernübertragung aus menschlichen Hautzellen in Eizellen von Kaninchen und anschließende erfolgreiche Zellteilung.

15 Das *Verfahren* ist in beiden Fällen gleich: Klonen durch Zellkerntransfer.

bryonic germ cells = EG-Zellen) weiterentwickelt.[16]

EG-Zellen sind pluripotent und verfügen, ähnlich wie die ES-Zellen, über ein hohes Proliferations- und Entwicklungspotenzial.[17] Somit besitzen auch EG-Zellen die Fähigkeit zur Selbsterneuerung und zur Entwicklung in spezialisierte Zelltypen. Insofern unterscheiden sie sich kaum von den embryonalen Stammzellen die aus der Blastozyste gewonnen werden. Ihre Gewinnung ist technisch jedoch erheblich aufwendiger als die Isolierung von ES-Zellen. Das für die Isolierung verwendete Gewebe stammt aus Feten, die sich zum Zeitpunkt des Schwangerschaftsabbruchs (=Gewinnungsphase) in unterschiedlichen Entwicklungsstadien befanden, primordiale Keimzellen lassen sich jedoch nur während einer kurzen Entwicklungsspanne gewinnen.

Darüber hinaus eignen sich EG-Zellen nur bedingt für den therapeutischen Einsatz als Spenderzellen, da möglicherweise zelluläre Schäden bei abgetriebenen oder abgegangenen Feten bestehen können. Da EG-Zellen von einem inkompatiblen Spender stammen, sind bei der Transplantation Abstoßungsreaktionen des Körpers des Patienten zu erwarten. Fraglich ist derzeit, ob EG-Zellen eine Alternative zu ES-Zellen darstellen können.

1.1.3 Stammzellen aus Nabelschnurblut

Stammzellen aus Nabelschnurblut (neonatale Stammzellen) werden direkt nach der Entbindung aus der Nabelschnur des Neugeborenen gewonnen und bereits seit einigen Jahren als Alternative zu Knochenmarktransplantationen eingesetzt.[18]

---

16 Vgl. Schroeder-Kurth, Traute, Medizinisch-ethische Aspekte bei der Gewinnung und Verwendung embryonaler Stammzellen, in: Fortpflanzungsmedizin in Deutschland, Hrsg.: Bundesministerium für Gesundheit, Band 132, Baden-Baden 2001, S. 228-234.

17 Vgl. Enquete-Kommission, Recht und Ethik der modernen Medizin, Zweiter Zwischenbericht, Teilbericht Stammzellforschung, Berlin 2001, S. 9 ff.

18 Weltweit wurden bereits etwa 1500 Transplantationen mit neonatalen Stammzellen durchgeführt (vgl. Ordemann, R. et al., Dresdner Nabelschnurblutbank. Erfahrungen der Nabelschnurblutbank Dresden, unterstützt durch die deut-

Im Anschluss an die Geburt des Säuglings wird dessen Nabelschnur durchtrennt und das Nabelschnurblut gesammelt. Da in diesem Fall die Nabelschnur besonders frühzeitig durchtrennt wird, kann es in Einzelfällen zu Nachteilen für das Kind kommen.[19]

Neonatale Stammzellen sind bereits geringfügig spezialisiert und weisen gegenüber adulten Stammzellen eine wesentlich höhere Vermehrungsfähigkeit in der Zellkultur auf. Auch ist es möglich sie durch Kryokonservierung über lange Zeiträume hinweg zur Verfügung zu stellen. Aufgrund der sehr geringen Menge des Nabelschnurblutes, können allerdings nur wenige Stammzellen gewonnen werden. Deshalb sind in der Therapie mit neonatalen Stammzellen meist nur Kinder behandelbar.

1.1.4 Adulte Stammzellen

Aus ES-Zellen entwickeln sich teilspezialisierte Stammzellen als Vorläufer von spezialisierten Körperzellen (z.b. Haut- und Nervenzellen). Differenzieren diese Stammzellen nicht endgültig aus, bestehen sie im erwachsenen Organismus als Vorläuferzellen (so genannte Adulte Stammzellen = AS-Zellen) fort. Sie befinden sich in mehreren erwachsenen Organsystemen (u.a. im Knochenmark, Leber, Haut, ZNS[20]). Als somatische Stammzellen sind sie dadurch gekennzeichnet, dass sie sowohl die Fähigkeit zur Selbsterneuerung als auch zur Entwicklung in spezialisierte Zelltypen[21] entwickeln. Ob adulte Stammzellen

---

sche Knochenmarkspenderdatei, in: Deutsche Medizinische Wochenschrift (2000), Nr. 125 (47), S. 1424-1428).

19 Die Blutwerte von Neugeborenen, deren Nabelschnur unmittelbar nach der Entbindung oder erst nach gewissem Zeitablauf durchtrennt wurde, unterscheiden sich (vgl. Gordijin, B./Olthuis, H.: Ethische Fragen zur Stammzelltransplantation aus Nabelschnurblut, in: Ethik in der Medizin (2000), Nr. 12, S. 16-29).

20 AS-Zellen sind demnach auch in Geweben mit geringem Regenerationsvermögen vorhanden.

21 Spezialisierte Zelltypen werden nicht nur in der Entwicklung des Organismus benötigt, sondern auch zur Wundheilung und zum Zellersatz bei natürlich abgestorbenen Zellen (Frösche können z.b. sogar vollständige Gliedmaßen bei Verlust regenerieren).

gleiche Eigenschaften und ein ebenso breites Differenzierungspotenzial entwickeln können wie ES-Zellen, ist höchst umstritten und diskutiert. Die Gewinnung adulter Stammzellen ist vor allem aus dem Knochenmark möglich[22], allerdings ist die dazu notwendige Punktion des Knochenmarkes unter Narkose durchzuführen und es entsteht dabei eine erhebliche physische und psychische Belastung für den Spender. Am bekanntesten sind die Blutstammzellen des Knochenmarkes, wobei sich bereits aus einer Stammzelle ein gesamtes Blutsystem bilden kann. AS-Zellen können sich jedoch nicht nur in ihr Ursprungsgewebe entwickeln, sondern auch in andere Zelltypen ausreifen[23]. Diese Entwicklungsfähigkeit ist entscheidend für das Potenzial von AS-Zellen

Da die gewebespezifischen AS-Zellen in Organen wie Herz und Gehirn nur in geringer Anzahl vorliegen, ist die Gewinnung dieser somatischen Zellen möglicherweise problematisch. Andere Forscher gehen davon aus, dass die Schwierigkeiten bei der Isolation der AS-Zellen vor allem auf den Mangel an Erfahrungen zurückzuführen ist. Es wird vermutet, dass die Zahl der somatischen Stammzellen mit zunehmenden Alter abnimmt.

1.2 Stand der Forschung, Gründe und Ziele für die Forschung an humanen Stammzellen

In zahlreichen Untersuchungen ergab die vergleichende Analyse der Struktur sowie die Wirkungsweise von verschiedenen Genen viele Übereinstimmungen bei Mensch und Tier - es existieren allerdings auch erhebliche Unterschiede. Deshalb können die innerhalb mehr 20jähriger Forschung gesammelten Erkenntnisse zur Differenzierung

---

22 Palmer und Mitarbeiter konnten AS-Zellen auch aus dem Gehirn eines Verstorbenen wenige Stunden nach seinem Tod entnehmen und zur Differenzierung anregen (vgl. Palmer, T. D. et al., Cell culture, Progenitor cells from human brain after death, in: Nature (2001), Nr. 411, S. 42-43).

23 In Experimenten konnte u.a. nachgewiesen werden, dass humane AS-Zellen des Knochenmarks in Herzmuskelzellen ausreiften und die durch einen Infarkt abgestorbenen Herzmuskelzellen ersetzten (vgl. DFG (2001), a.a.O., S. 10 ff.).

von ES- und EG-Zellen der Maus zwar wertvolle Hinweise für die Richtung zukünftiger Studien an menschlichen Zellen liefern, sie sind jedoch im konkreten Fall nicht auf die Situation beim Menschen übertragbar.

Die molekularen Grundlagen der frühen Embryonalentwicklung, wie die Prozesse der Differenzierung von Geweben und Organen, sind beim Menschen nahezu unbekannt. Auch sind die Prinzipien der Reprogrammierung von Genmaterial nach dem Zellkerntransfer (vgl. 1.1.1.2) weitgehend unverstanden. Daher verfolgt die Forschung unterschiedliche Ziele. Das Hauptziel stellt die *Grundlagenforschung* dar.

Unter diesem Aspekt bewegt die Frage, wie und unter welchen Bedingungen sich ES-Zellen gezielt zu bestimmten Zelltypen entwickeln lassen. Deshalb soll die Grundlagenforschung, vor allem durch die Forschung an ES-Zellen, zum Verständnis der Vermehrungs- und Differenzierungsmechanismen beitragen, die der embryonalen Entwicklung zu Grunde liegen. Darüber hinaus erhoffen sich Wissenschaftler Erkenntnisse über die Ursachen von Unfruchtbarkeit, Entwicklungsstörungen speziell bei menschlichen Embryonen, angeborenen Schädigungen und Gründe für das Eintreten von Spontanaborten.

Neben der Grundlagenforschung ergibt sich eine weitere mögliche Bedeutung von Stammzellen - die Nutzung von Stammzellen als *Zell- und Gewebeersatz*. Im Rahmen dieser therapeutischen Anwendung wird aussichtsreich das Ziel verfolgt, ES-Zellen als Zellersatz für defekte und nicht oder nur sehr eingeschränkt durch den Körper selbständig regenerierbare Gewebearten einzusetzen. Dies trifft insbesondere für das Zentralnervensystem (ZNS) zu.

Im Tierexperiment mit Ratten und Mäusen[24] konnten bereits sehr erfolgversprechende mögliche Einsatzfelder von ES-Zellen beim Men-

---

24 Aufgrund u.a. in Deutschland bestehender rechtlicher Bestimmungen und ethischer Bedenklichkeit konnten die im Tierexperiment gefundenen Ergebnisse nicht an menschlichen ES-Zellen überprüft werden.

schen für Parkinson[25], Multiple Sklerose[26], oder zur Behandlung von bestimmten Formen der Herzinsuffizienz[27] nachgewiesen werden. Wie auch im Tierexperiment bestätigt werden konnte, ist ein weiterer neuer und sehr aussichtsreicher Therapieansatz die in vitro geförderte Anreifung von Insulin bildenden Zellen, die daraufhin erfolgreich zur Behandlung von Diabetis mellitus (Typ 1) eingesetzt werden können. Bei dieser therapeutischen Verwendung von ES-Zellen kann es jedoch nach der Implantation zur unkontrollierten Bildung von Fremdgewebe und bösartigen Tumoren (Karzinomen) kommen. Auch führt eine Transplantation von aus ES-Zellen abgeleiteten Zellen zwangsläufig zu immunologischen Abstoßungsreaktionen, da das Spendermaterial nicht dem genetischen Material des Patienten übereinstimmt, der mit diesen Spender-ES-Zellen behandelt wird.

Die Beherrschung der auftretenden Abstoßungsreaktionen erfordert jedoch dieselben schweren medikamentösen Eingriffe und damit die gleichen Nebenwirkungen wie bei Organtransplantationen.

Kontrovers wird diskutiert, ob diese Untersuchungen an ES-Zellen auch notwendig sind, um Kenntnisse darüber zu erlangen, wie eine gesteuerte Differenzierung von adulten Stammzellen in bestimmte Richtungen möglich ist um sie dann für Zelltherapien einsetzen zu können. Unklarheit herrscht unter den Wissenschaftlern dabei auch darüber, ob man die Erkenntnisse aus der ES-Zellforschung auf adulte Stammzellen übertragen kann. Deshalb wird in der Forschung ein besonderes Augenmerk auf die Unterschiede zwischen ES-Zellen und AS-Zellen gerichtet. Zur Zeit sind die Untersuchungen an AS-Zellen erheblich weiter fortgeschritten als die Forschung an ES-Zellen. Wie am 25. Januar 2002 in der New York Times bekannt wurde, haben Wissenschaftler der Universität Minnesota eine bis dahin unbekannte

---

25 Transplantation von aus ES-Zellen hergestellten Nervenzellen als Ersatz für defekte Nervenzellen.

26 Transplantation von Vorläufern von ES-Zellen die vorliegenden Myelinmangel beseitigen (vgl. Brüstle, Oliver et al., Embryonic stem cell-derived glial precursors. A source of myelinating transplants, Science (1999), Nr. 285, S. 54-65).

27 Transplantation von aus ES-Zellen abgeleiteten Herzmuskelzellen, die den Funktionsausfall der Herzzellen beheben, der aufgrund Vernarbung der infarktbetroffenen Bereiche entsteht.

11

Form von AS-Zellen im Knochenmark entdeckt. Diese Zellen besitzen nicht nur die Fähigkeit sich in u.a. in verschiedene Blutzelltypen zu entwickeln, sondern auch in Zellen der Skelettmuskeln, Knorpel und Sehnen.

Wissenschaftlich noch nicht erklärt sind die Ursachen der hohen Plastiziät von adulten Stammzellen sowie die Mechanismen der Transdifferenzierung dieses Stammzelltyps in andere Zelltypen. Eine Entschlüsselung der Faktoren, die für die Vermehrung und die Differenzierung von AS-Zellen verantwortlich sind, könnte dazu verwendet werden, AS-Zellen, die zuvor einem Patienten entnommen wurden, außerhalb seines Körpers zu behandeln und anschließend wieder in seinen Körper einzusetzen. Ziel der Forschung ist deshalb, diese Fragen zu klären, um vielleicht in nicht absehbarer Zeit eine gezielte Gewinnung von Spenderzellen für die Herstellung verschiedenster Gewebearten *aus adulten* Stammzellen zu ermöglichen. Bisher wurde jedoch noch nicht untersucht, ob die Anwendbarkeit von AS-Zellen in der Therapie womöglich dadurch eingeschränkt ist, dass diese Stammzellen im Laufe ihres Lebens bereits DNA-Schäden angehäuft haben.

Im Bereich des therapeutischen Klonens erhofft sich die Forschung Erkenntnisse darüber, wie die DNA des verwendeten adulten Körperzellenkerns nach einem Kerntransfer reprogrammiert wird und welche Rolle die Eizelle dabei einnimmt. Noch völlig ungeklärt ist zur Zeit, ob es nach dem Klonprozess zu Fehlentwicklungen der neu entstehenden Zellen und Gewebe kommen kann. Dies würde ihre Verwendung zu Transplantationszwecken beim Menschen in jedem Fall ausschließen. Solche Fehlentwicklungen können beim Einsatz von ES-Zellen, die durch Kerntransfer (vgl. 1.1.1.2) erzeugt wurden, schon während des Differenzierungsprozesses oder erst im Zusammenspiel mit dem umliegenden Gewebe nach der Transplantation im Organismus auftreten. Eine Vielzahl von Entwicklungsstörungen zeigte sich bereits in Tierexperimenten zum reproduktiven Klonen.

Ein drittes Ziel der Forschung an humanen Stammzellen stellt der mögliche *Organersatz* dar.

Wissenschaftler diskutieren zum gegenwärtigen Zeitpunkt über die Entwicklung kompletter Organe wie etwa Herz, Niere und Leber aus Stammzellen, die die derzeitigen immunologisch bedingten Abstoßungsreaktionen bei der Organtransplantation einer fremden Spenderperson umgehen könnten. Konkrete Vorstellungen und Vorschläge zur Durchführung unterbreiteten bereits 1999 die Forscher Kaihara und Vacanti.[28]

Allerdings kann nach dem heutigen Erkenntnisstand die dafür notwendige Blutversorgung nicht ausreichend realisiert werden. Darüber hinaus bleibt die Anbindung dieser künstlich hergestellten Organe an das Nervensystem fraglich.

Deshalb kann zulässig davon ausgegangen werden, dass die Entwicklung ganzer Organe in absehbarer Zeit nicht möglich sein wird und daher aus heutiger Sicht als unrealistisch bezeichnet werden muss.

Weiterhin soll durch *toxikologische Untersuchungen* erforscht werden, in wieweit äußere Faktoren wie Medikamente und Umwelteinflüsse auf die Embryonalentwicklung einwirken und damit auch als Ursache von Entwicklungsstörungen angesehen werden können. Derartige Untersuchungen wurden bereits in Tierexperimenten an Maus-ES-Zellen erfolgreich durchgeführt.[29] Aufbauend auf der Kenntnis der Wirkungsmechanismen der Stoffe, die an der Zelldifferenzierung beteiligt sind, sollen neuartige Medikamente hergestellt werden. Im Rahmen dieser Forschung sollen auch verschiedene Medikamententestverfahren bei in vitro gehaltenen Stammzellen eingesetzt werden. Die Ergebnisse solcher Studien lassen weitaus zuverlässigere Rückschlüsse auf die Situation beim Menschen zu, als die bislang aus Tierstammzellen gewonnenen Daten. Vermutlich können für Untersuchungen dieser Art alle Stammzelltypen verwendet werden (vgl. 1.1).

Die derzeitigen Anwendungsmöglichkeiten für Stammzellen begrenzen sich bisher auf wenige Bereiche. Zur Wiederherstellung des Immunsystems werden bei Kindern beispielsweise neonatale Stamm-

---

28 Vgl. Enquete-Kommission (2001), a.a.O., S. 16 ff.
29 Vgl. Spielmann et al., Animal alternatives in Germany, in: Science (1997), Nr. 276, S. 19.

zellen verwendet, anstatt eine Knochenmarktransplantation durchzuführen. Adulte Stammzellen der Haut können zur Zeit künstlich
vermehrt werden und als Hautersatz nach Verbrennungsverletzun-
gen eingesetzt werden.

1.3 Technische Möglichkeiten und Ziele für die Anwendung des reproduktiven Klonens beim Menschen

Mit der Herstellung von genetisch identischen Zelllinien unter Anwendung verschiedener Klonverfahren werden von der Wissenschaft
unterschiedliche Ziele verfolgt. Sie betreffen hauptsächlich den Grund-
lagenforschungsbereich sowie die Entwicklung neuer therapeutischer
Methoden für die Medizin (vgl. 1.2) besonders unter der Zielstellung,
immunverträgliches Spendergewebe für die Transplantationsmedizin
herzustellen. Allerdings verfolgen einzelne Forscher, wie der italieni-
sche Arzt Severino Antoniori und die US-amerikanische Forscherin
Brigitte Boisselier, darüber hinaus auch verschiedene Absichten im
Bereich der Reproduktionsmedizin. Mit dem sog. *reproduktiven Klonen*
besteht die Vision, im Rahmen der künstlichen Fortpflanzung kom-
plette lebensfähige Menschen herzustellen.

Die dabei bedeutendsten Klontechniken sind das Embryonensplitting und der bereits erläuterte Zellkerntransfer. Während beim Embryonensplitting von einer Zygote (mehrere) identische totipotente
Zellen *abgetrennt* werden, kommt es beim Zellkerntransfer zur *Herstellung* von totipotenten Zellen, aus denen sich potentiell ein Mensch
entwickeln könnte.

Die Herstellung eines Menschen durch Zellkerntransfer unterscheidet sich von allen bisher bekannten geschlechtlichen Formen[30] der
Fortpflanzung beim Menschen, da der Klon für seine Erzeugung nicht
das Erbmaterial von Frau *und* Mann benötigt, sondern nur das *einer*
Person. Demzufolge läuft sie *ungeschlechtlich* ab.

Das Genom dieser lebensfähigen Klone ist somit nicht durch zufäl-

---

30 Natürliche und künstliche Methoden.

lige Kombination der Genome seiner Eltern neu entstanden, sondern gleicht dem des Kernspenders wie ein (allerdings um mehrere Jahre jüngerer) Zwilling.

Auf diese Weise, so hoffen Befürworter, könnten unfruchtbare oder gleichgeschlechtliche Paare und Singles eigenen Nachwuchs bekommen. Da der Klon in seiner Kern-DNA nur dem Kernspender gleicht, lasse sich mit dieser Methode darüber hinaus vermeiden, dass ein Kind mit einer genetisch vererbten Krankheit zur Welt kommt.[31]

Allerdings ist die Erzeugung von Lebewesen mittels Kerntransfer nach absolut h.M. beim gegenwärtigen Erkenntnisstand mit unkalkulierbaren Risiken verbunden. So zeigten sich in Tierexperimenten bisher durchgängig starke Schwächungen des Immunsystems, schwere Missbildungen einzelner Organe und eine hohe Neugeborenensterblichkeit. Die beschleunigten Zellalterungsprozesse führten zusätzlich zu einer geringen Lebenserwartung und zu einem erhöhten Krebsrisiko.

Im Rahmen des Embryonensplittings könnten aus einer befruchteten Eizelle gleich mehrere identische Embryonen gewonnen werden. Damit würde sich einerseits die Schwangerschaftswahrscheinlichkeit erhöhen und andererseits die physischen und psychischen Belastungen der Frau bei der Eizellentnahme vermindern.

Jedoch ist auch diese Methode nicht risikolos. Im Vergleich zur künstlichen Erzeugung eines Menschen mittels IVF, traten Fehlentwicklungen bei der Embryonensplitting-Methode signifikant häufiger auf.

Da diese Risiken nach dem derzeitigen Erkenntnisstand nicht vermieden werden können, ergibt sich für viele Forscher *allein daraus* die Notwendigkeit, das Klonen von Menschen zu verbieten.[32]

Entgegen dieser allgemeinen Meinung, gab die US-Firma Clonaid

---

31 Indem man nur die Kern-DNA des gesunden Partners zur Reproduktion einsetzt, ist es ausgeschlossen, dass das Kind mit dem genetisch bedingten und vererbbaren Defekt im Kernmaterial des anderen Partners belastet ist.

32 Vgl. Rendtorff, Trutz et al., Das Klonen von Menschen, Überlegungen und Thesen zum Problemstand und zum Forschungsprozess, in: Forum TTN 2 (1999), S. 4-23.

im Dezember 2002 bekannt, das weltweit erste Klonkind „Eve" durch die Zellkerntransfermethode geschaffen zu haben.

Eve soll am 26. Dezember 2002 in den USA gesund geboren worden sein. Bisher liegen dafür jedoch keine offiziellen Beweise vor.

Kapitel 2

RECHTLICHER HINTERGRUND

2.1 Deutschland

Die Forschung an humanen Stammzellen wirft je nach Stammzelltyp unterschiedliche juristische Problemstellungen auf. Ganz erhebliche verschiedene Diskussionseck- und Anknüpfungspunkte ergeben sich vor allem aus der Art ihrer Gewinnung. Deshalb will ich im folgenden auf die rechtlichen Rahmenbedingungen bezogen auf die alternativen Wege zur Gewinnung von Stammzellen in Deutschland eingehen. Es soll geprüft werden, welche Methoden zur Gewinnung von humanen Stammzellen nach deutschen Recht derzeit zulässig oder verboten sind.

Der Gesetzgeber besitzt die Möglichkeit, der Forschungsfreiheit nach Art. 5 Abs. 3 GG insoweit Grenzen zu setzen, als das damit das Recht auf Leben und körperliche Unversehrtheit aus Art. 2 Abs. 2 GG sowie die Menschenwürde nach Art. 1 Abs. 1 GG auch innerhalb der wissenschaftlichen Forschung gesichert werden kann.[1] Von dieser Kompetenz wurde unter anderem mit der Verabschiedung des ESchG am 13. Dezember 1990 Gebrauch gemacht.

2.1.1 Embryonenschutzgesetz (ESchG)

Für die rechtliche Beurteilung der Gewinnung und die Forschung an menschlichen ES-Zellen bzw. Embryonen ist das am 1. Januar 1991 in Kraft getretene Embryonenschutzgesetz (ESchG) maßgeblich. Sein Anlass war die Geburt des ersten durch künstliche Befruchtung er-

---

1 Art. 5 Abs. 3 GG enthält zwar keinen Vorbehalt für den Gesetzgeber die Freiheit der Forschung unter bestimmten Voraussetzungen einzuschränken, allerdings wirken hier die sog. „verfassungsimmantenten Schranken".

zeugten Kindes Louise Brown 1978 in England.[2]
Der räumliche Geltungsbereich bestimmt sich nach dem Strafge-
setzbuch (StGB). Maßgebend bei der Anwendung des ESchG ist nach
§ 3 StGB das *Territorialitätsprinzip* (lex loci).[3] Demnach dürfen nur in
Deutschland begangene Straftaten[4] geahndet werden. Anknüpfungspunkt für eine Strafverfolgung ist folglich der Tatort. Das zum Nebenstrafrecht gehörende ESchG hat rein strafrechtlichen Charakter, deshalb ist besonders Art. 103 Abs. 2 GG bei der Auslegung des Gesetzestextes zu beachten.

Ziel des ESchG ist es, den Missbrauch der künstlichen Befruchtung
und des menschlichen Embryos in vitro (§§ 1 bis 4 ESchG) zu verhindern. Verboten sind u.a. auch Veränderungen der menschlichen Keimbahnzellen (§ 5 ESchG) sowie das Klonen (§ 6 Abs. 1 ESchG).

Als Embryo gilt im Sinne des Gesetzes „bereits die einzelne befruchtete, entwicklungsfähige, menschliche Eizelle vom Zeitpunkt der
Kernverschmelzung an" (§ 8 Abs. 1, 1. Alt. ESchG). Ferner steht nach
§ 8 Abs. 1, 2. Alt. ESchG „jede einem Embryo entnommene totipotente Zelle, die sich beim Vorliegen der dafür erforderlichen weiteren
Voraussetzungen zu teilen und zu einem Individuum zu entwickeln
vermag" einem Embryo gleich.

Inwieweit ist jedoch die **Gewinnung** von *embryonalen Stammzellen
aus der Blastozyste* (vgl. 1.1.1) und die **Forschung** an ihnen mit den
Vorschriften des ESchG vereinbar und somit als Forschungsmethode
zulässig?

Das ESchG geht davon aus, dass der menschliche Embryo in vitro
vom Abschluss der Befruchtung bis zur Einnistung in die Gebärmutter
der Frau den umfassenden Schutz der Menschenwürde (Art. 1 Abs. 1

---

2 Die ersten durch IVF erzeugten Kinder in Westdeutschland bzw. der DDR,
    wurden 1982 bzw. 1984 geboren.
3 Das aktive Personalitätsprinzip aus § 3 StGB i.V.m. § 9 StGB stellt im deutschen
    Strafanwendungsrecht nur noch eine sehr untergeordnete Rolle dar. (vgl. Radt-
    ke, Henning, Strafrecht 1. Teil B § 9 StGB, Vorlesung, WS 2000/2001, Universität
    Saarbrücken 2001).
4 Dazu gehört auch die strafbare Teilnahme (Anstiftung und Beihilfe) an einer im
    Ausland nach deutschen Strafrecht begangenen strafbaren Handlung, solange
    der Teilnehmer innerhalb Deutschlands gehandelt hat (vgl. § 9 Abs. 2 S. 2 StGB).

GG), der Gesundheit und des Lebens (Art. 2 Abs. 2 S. 1 GG) genießt. Hieraus resultiert das *Verbot der fremdnützigen Verwendung menschlicher Embryonen.* Fremdnützig wird ein Embryo im Sinne des ESchG dann genutzt, wenn die Verwendung nicht der Erhaltung dieses Embryos dient (§ 2 Abs. 1 ESchG)[5].

Die Herstellung eines Embryo mittels IVF ist nur zum Zweck der Herbeiführung einer Schwangerschaft erlaubt. Somit gilt das Verbot der fremdnützigen Verwendung menschlicher Embryonen gemäß § 1 Abs. 1 Nr. 2 ESchG auch für die künstliche Befruchtung einer Eizelle zu einem anderen Zweck, als der Herbeiführung einer Schwangerschaft bei der Frau, von der die befruchtete Eizelle stammt. Dies schließt damit eine Herstellung von Embryonen zu Forschungszwecken aus.

Als Zwischenergebnis läßt sich somit zunächst festhalten, dass die Erzeugung von Embryonen zu Forschungszwecken, die Forschung an Embryonen (z.B. die Entnahme von totipotenten oder pluripotenten ES-Zellen, unabhängig davon ob der Embryo dabei geschädigt wird oder nicht[6]) und einzelnen totipotenten Stammzellen in Deutschland untersagt ist. Das Verbot erstreckt sich auch auf die Forschung mit Embryonen die rechtmäßig entstanden sind, jedoch nicht mehr zur Fortpflanzung eingesetzt werden können (§ 2 Abs. 1 ESchG).

§ 1 Abs. 1 Nr. 7 ESchG verbietet die Übertragung dieser „überzähligen"[7,8] Embryonen auf eine andere Frau als der genetischen Mutter

---

5 Nach § 2 Abs. 1 ESchG wird mit einer Geldstrafe oder einer Freiheitsstrafe bis zu 3 Jahren bestraft, wer „einen extrakorporal erzeugten oder einer Frau vor Abschluss seiner Einnistung in der Gebärmutter entnommenen menschlichen Embryo … zu einem nicht seiner Erhaltung dienenden Zweck verwendet." Gemäß § 2 Abs. 3 ESchG ist der Versuch ausreichend.

6 Denn auch dieses Vorgehen dient nicht der Erhaltung des Embryos (vgl. DFG (3. Mai 2001) a.a.O., S. 17 ff.).

7 Mit den Vorschriften aus § 1 Abs. 1 Nr. 3 und Nr. 5 ESchG beabsichtigt der Gesetzgeber das Enstehen von „Überzähligen" (auch „Embryonen ohne Lebensaussicht" genannt) zu vermeiden. Dennoch meldete das IVF-Register Ende 2000 immerhin 71 tiefgefrorene Embryonen. Wie viele davon nicht mehr eingesetzt werden können, wurde nicht angegeben (vgl. Enquete-Kommission (2001), S. 69).

8 Der als Synonym ebenfalls oft verwendete Begriff „verwaiste" Embryonen,

der Eizelle (Verbot der Leihmutterschaft).[9] In der Praxis werden diese Embryonen deshalb vernichtet („verworfen"). Im ESchG ist dazu zwar keine konkrete Regelung[10] enthalten, dennoch wird eine derartige Verfahrensweise nach verbreiteter Auffassung durch den Wortlaut des Gesetzes (§ 2 Abs. 1, 2. Alt. ESchG) und den damit eingeschränkten Handlungsspielraum der Wissenschaftler impliziert[11]. Zur Zeit versucht man die Genehmigung zur rechtmäßigen Gewinnung von ES-Zellen aus den überzähligen Embryonen anzuregen. Dazu ist jedoch eine Abänderung des ESchG und eine damit verbundene Auseinandersetzung mit verschiedenen grundlegenden verfassungsrechtlichen und ethischen Fragen nötig (vgl. Kapitel 3).

Eine *gezielte Herstellung* von Embryonen zu Forschungszwecken wird nach einheitlicher Meinung ausdrücklich strikt abgelehnt.[12]

Anhand der bisherigen Erörterung der Regelungsinhalte des ESchG läßt sich die Eingangsfrage nach der Zulässigkeit der **Gewinnung** von *embryonalen Stammzellen aus der Blastozyste* nun beantworten.

Wie erläutert verbieten mehrere Vorschriften des ESchG die Gewinnung von embryonalen Stammzellen, unabhängig davon aus welchen Entwicklungsstadium des Embryos sie stammen (d.h. ob sie totipotent[13] oder pluripotent sind[14]) und auch unabhängig davon, ob der Embryo bei der Entnahme geschädigt wird oder nicht. Damit ist diese Methode zur Gewinnung von ES-Zellen aus der Blastozyste nicht mit dem ESchG vereinbar.

Im Gegensatz zur Forschung an totipotenten ES-Zellen, umfasst das ESchG die **Forschung** an *pluripotenten ES-Zellen* nicht. Da pluripotente Stammzellen die Fähigkeit der Totipotenz bereits verloren ha-

---

     wurde von der Enquete-Kommission als den Sachverhalt verschleiernd kritisiert.

9 Vgl. Länderoffene Arbeitsgruppe Bioethik und Recht, Zwischenbericht, Schwerin 2000, S. 59.

10 Es enthält jedoch auch keine Regelung, die die Vernichtung verhindert.

11 Vgl. DFG (2001), a.a.O., S. 17; Länderoffene Arbeitsgruppe Bioethik und Recht, Zwischenbericht, Schwerin 2000, S. 59-61.

12 Vgl. z.B. DFG (2001), a.a.O., S. 42; Enquete-Kommission (2001), S. 70 ff.

13 Aus der Zygote gewonnen.

14 Aus der Blastozyste gewonnen.

ben, können sie nicht mehr unter den Embryonalbegriff aus § 8 Abs. 1 ESchG subsumiert werden und fallen damit auch nicht, wie die totipotenten ES-Zellen, in den Schutzbereich des ESchG.

Somit darf nach dem ESchG grundsätzlich an ES-Zellen, die nur noch über ein eingeschränktes Entwicklungspotenzial verfügen, geforscht werden. Nach dem Regelungsinhalt des ESchG dürfen Wissenschaftler in Deutschland jedoch ausschließlich mit importierten pluripotenten ES-Zellen forschen, da jede Entnahme in Deutschland, wie erörtert, eine fremdnützige und damit verbotene Verwendung des Embryos wäre. Diese Rechtslage gilt seit dem 1. Juli 2002 allerdings nur noch für spezielle Ausnahmefälle, in denen u.a. höherrangige Ziele in der Forschung nachgewiesen werden können.

Die rechtliche Regelung des **Import** von menschlichen ES-Zellen aus dem Ausland richtet sich bezüglich der Vorschriften des ESchG nach ihrem Entwicklungspotenzial.

Die Einfuhr *totipotenter ES-Zellen* zu Forschungszwecken wird vom Schutzbereich des ESchG erfaßt, denn wie dargestellt, sind nach der Legaldefinition aus § 8 Abs. 1 ESchG totipotente (Stamm-)Zellen bereits Embryonen im Sinne des ESchG. Somit ist der Import von totipotenten[15] Zellen im Rechtssinn als eine Einfuhr von Embryonen zu verstehen und damit strafbar.

Verboten und strafbar[16] gemäß § 2 Abs. 1 ESchG ist der Erwerb, also jede entgeltliche oder unentgeltliche Inbesitznahme von Embryonen (demnach auch totipotente Stammzellen), die zu einem nicht ihrer Erhaltung dienenden Zweck verwendet werden. Die Forschung an Embryonen stellt, wie erläutert, einen fremdnützigen Zweck dar und dient somit nicht der Erhaltung des Embryos. Damit ist die Einfuhr von *totipotenten* Stammzellen aus dem Ausland zu Forschungszwecken nach dem ESchG *untersagt*.[17]

---

15 Unerheblich ist dabei, auf welche Weise die totipotente Zelle im Ausland erzeugt wurde (z.B. IVF, Embryonensplitting, Zellkerntransfer).

16 Auch der Versuch.

17 Der Wortlaut des ESchG unterscheidet nicht zwischen dem Erwerb in Deutschland oder aus dem Ausland. Entscheidend ist demnach nur die Inbesitznahme des Embryos im Geltungsbereich des ESchG, nicht woher der Embryo stammt.

Nach dem ESchG stellt sich die Situation für die Einfuhr von *pluripotenten ES-Zellen* anders dar. Sie unterliegen nicht dem Erwerbsverbot von Embryonen nach § 2 Abs. 1 ESchG, weil sie die Fähigkeit der Totipotenz bereits verloren haben. Da das ESchG zum Nebenstrafrecht gehört, sind auch nur die vom ihm eindeutig geregelten Sachverhalte verboten. Eine Erweiterung der untersagten Tatbestände durch Analogie ist nicht zulässig, (vgl. Art. 103 Abs. 2 GG). Damit ist der Import pluripotenter ES-Zellen bei Vorliegen weiterer Voraussetzungen[18] *durch das ESchG* strafrechtlich unproblematisch und grundsätzlich rechtmäßig.

Zwiespältig finde ich an dieser Stelle, dass ein *Embryo* (auch) im Blastozystenstadium, in dem er nur noch pluripotente ES-Zellen enthält (vgl. 1.1.1), vom Erwerbsverbot des § 2 Abs. 1 ESchG ausdrücklich erfaßt ist, einzelne pluripotente ES-Zellen aus (s)einer Blastozyste, die das Resultat eines – nicht in Deutschland – vernichteten Embryos sind, allerdings nicht. Insofern handelt es sich meiner Meinung nach eindeutig um eine Doppelmoral und gleichzeitig eine Regelungslücke des ESchG. Andere Gesetze, die den Import von menschlichen pluripotenten Stammzellen einschränken konnten, existierten bis zum 30. Juni 2002 nicht. Ab dem 1. Juli 2002 gilt allerdings eine geänderte Rechtslage, da die erörterte Gesetzeslücke des ESchG mit dem Beschluss des neu eingeführten „Stammzellgesetzes" (StZG) in Deutschland geschlossen wurde (vgl. 2.1.2). Ab diesem Zeitpunkt ist die Forschung an ES-Zellen nur noch für spezielle Ausnahmefälle, in denen u.a. höherrangige Ziele in der Forschung nachgewiesen werden können, zugelassen.

Im Zusammenhang mit der Gewinnung von ES-Zellen ist § 6 Abs. 1 ESchG von Bedeutung. Demnach ist das Klonen (=Erzeugen eines Embryos mit identischem Erbgut) verboten. Unter diesem Tatbestand wollte der Gesetzgeber das reproduktive Klonen durch *Embryonensplitting*[19] (vgl 1.4) unter Strafe stellen.

---

18 Der Importeur darf keine Anstiftung oder Beihilfe zur konkreten Herstellung der ES-Zellen gegeben haben (§ 2 Abs. 1 ESchG, § 9 Abs. 2 StGB, §§ 26, 27 StGB).
19 Vgl. Keller, Rolf; Günther, Hans-Ludwig; Kaiser, Peter, Embryonenschutzge-

22

Juristisch schwierig zu bewerten ist und kontrovers diskutiert wird die Frage, ob auch die Gewinnung von *ES-Zellen durch* erfolgten *Zellkerntransfer* (vgl 1.1.1.2) in menschliche entkernte Eizellen („Dolly"-Methode) nach dem EschG unzulässig ist oder nicht. Fraglich dabei ist, ob die durch den Kerntransfer entstehende totipotente Zelle ein Schutzobjekt des EschG darstellt. Wäre dem nicht so, dürfte die totipotente Zelle auch zur Blastozyste weiterentwickelt werden und die Gewinnung der begehrten ES-Zellen daraus wäre nicht strafbar.

Nach überwiegender Ansicht[20] wird jedoch eine Strafbarkeit bejaht. Denn vielfach wird angenommen, dass diese Methode bereits den Straftatbestand des Klonens nach § 6 Abs. 1 EschG (Verbot des Klonens[21]) erfüllt, da durch Reprogrammierung von Kernen somatischer Zellen eine totipotente Zelle mit der *gleichen* (wenn auch nicht *völlig* identischen) Erbinformation entsteht und jede totipotente Stammzelle einem Embryo nach § 8 Abs 1 EschG gleichgestellt wird[22].

Befürworter dieser Meinung gehen davon aus, dass *„gleich"* ausdrücklich nicht im Sinne von *„derselben"* zu verstehen ist, vielmehr reiche eine *weitgehende Übereinstimmung* des genetischen Materials des Kernspenders und des entstehenden Embryos. Eine absolute Identität sei somit nicht verlangt.

Andere Meinungen[23] vertreten jedoch den Standpunkt, dass es beim Klonen unter Anwendung der Zellkerntransfermethode, anders als bei der Methode des Embryonensplittings, nie zu erb*gleichen* Nach-

---

setz, Kommentar zum Embryonenschutzgesetz, Stuttgart 1992, S. 235.

20 Vgl. Bülow, Detlev von, Dolly und das Embryonenschutzgesetz, in: Deutsches Ärzteblatt (1997), Jahrgang 94, Nr. 12, Ausgabe A, S. 718; Länder AG Bioethik und Recht (2000), a.a.O., S. 60 f.; Enquete-Kommission (2001), a.a.O., S. 33 ff.

21 Der Versuch ist gemäß § 6 Abs. 3 EschG für eine Strafverfolgung ausreichend.

22 Dann wäre auch das Weiterentwickeln einer totipotenten Stammzelle zur Blastozyste und eine daraufhin folgende Entnahme von pluripotenten ES-Zellen wg. § 2 Abs. 1 EschG verboten.

23 Vgl. Bauer, Axel W., Stellungnahme zur Frage des Klonens von Menschen, 9. März 1997 (http://www.uni-heidelberg.de/institute/fak5/igm/g47/bauerdol.htm); Gutmann, Thomas, Zur Strafbarkeit des Klonens von Menschen, in: Roxin, Claus et al., Medizinstrafrecht, im Spannungsfeld zwischen Medizin, Ethik und Strafrecht, 2. überarbeitete Auflage, München 2001.

kommen im Sinne des § 6 Abs. 1 ESchG kommen kann. Sie vertreten die Ansicht, dass erst eine völlige (=100%ige) Erbidentität zwischen Zellkernspender und geklonten Embryos bestehen muss, um dem Begriff „gleich" in § 6 Abs. 1 ESchG gerecht zu werden. Dies ist jedoch nur bei der bereits erwähnten Methode des Embryonensplittings der Fall.

Bei einer Zellkernübertragung hingegen, wird nur die Kern-DNA des transplantierten Zellkerns übertragen. Die sich bereits in den Mitochondrien der verwendeten Spender-Eizelle befindende DNA stimmt somit nicht mit der künstlich eingefügten Kern-DNA überein. Der Anteil dieser maternal vererbten mitochondrialen DNA umfasst 0.01% bis 0,02% (=13 Gene) des Genoms, das insgesamt vererbt wird. Somit besteht auch nur zu 99,98% bis 99,99%[24] Erbgleichheit zwischen dem Spender des autologen Zellkerns und dem geklonten Embryo. Demzufolge liegt nach der Auffassung dieser Argumentatoren im Sinne des ESchG keine *„gleiche"* (also völlig identische=100%) Erbinformationsweitergabe durch das Verfahren des Kerntransfers („Dolly"-Methode) vor. Zugleich ist das Tatbestandsmerkmal des *Embryos* in § 6 ESchG problematisch.

Uneinig sind sich die Experten darüber, ob sich durch die Zellkerntransfermethode, überhaupt ein *Embryo* entwickelt der von § 8 Abs. 1 ESchG geschützt wird und somit diese Vorgehensweise eventuell spätestens hiernach straffrei bleibt.

Einig sind sich alle Autoren[25] noch in dem Gesichtspunkt, als dass sich die aus einem Zellkerntransfer (unabhängig davon, ob diese Methode nach § 6 Abs. 1 ESchG vom jeweiligen Standpunkt aus als verboten angesehen wird oder nicht) entwickelnde Frucht nicht *unmittelbar* unter den Embryonalbegriff aus § 8 Abs. 1 ESchG subsumieren läßt, da die in § 8 Abs. 1 ESchG enthaltene Begriffsbestimmung des „Embryos" nicht den Embryo umfasst, der sich aus einem, in eine ent-

---

24 Anders, wenn die Eizelle *und* die autologe Zelle von der selben Frau stammt, dann auch 100% Identität.

25 Vgl. z.B. Bülow (1997), a.a.O., S. 718 f.; Enquete-Kommission (2001), a.a.O., S. 32 ff.

kernte Eizelle transferierten, Zellkern einer menschlichen Körperzelle entwickelt. Als Embryo im Sinne des § 8 Abs. 1 ESchG gilt nur: „*bereits die befruchtete, entwicklungsfähige menschliche Eizelle* vom Zeitpunkt der Kernverschmelzung an" oder „jede einem Embryo entnommene *totipotente Zelle*" die teilungsfähig ist und sich zu einem Individuum entwickeln kann. Im Fall des Zellkerntransfers entwickelt sich die Frucht aber weder aus einer befruchteten Eizelle noch aus einer einem Embryo entnommenen totipotenten[26] Zelle.

An dieser Stelle stehen sich wieder kontroverse *Auslegungen* des Gesetzestextes gegenüber.

Manche Autoren gehen davon aus, dass bei der Auslegung des Embryonalbegriffes maßgeblich die Ratio des Gesetzes zu beachten ist und es damit einer umfassenderen Auslegung dieses Rechtsbegriffes bedarf.[27]

So argumentieren einige Autoren (vor allem die, die den Kerntransfer nach § 6 Abs. 1 als verboten betrachten), man könne aus der Begriffsbestimmung des § 8 Abs. 1 ESchG nicht den Schluss ziehen, dass als Embryonen i.S.d. ESchG nur die in § 8 Abs. 1 ESchG als solche bezeichneten Embryonen gemeint sind. Darauf schließe schon das absichtlich von Gesetzgeber eingefügt Wort „bereits", denn damit solle nur festgehalten werden, dass *auch* schon die befruchtete Eizelle vom Schutz des ESchG eingeschlossen werden sollte (d.h. der Embryo ab Beginn seiner Entwicklung und nicht erst ab der Nidation)[28]. Damit sei klargestellt, dass eine derartig enge Auslegung vom Gesetzgeber nicht beabsichtigt war, und der Begriff des Embryo in § 8 Abs. 1 ESchG

---

26 Der Begriff *Totipotenz* wird international nicht einheitlich gebraucht. So subsumiert Art. 2 Buchstabe n des schweizerischen FMedG über § 8 Abs. 1 ESchG hinausgehend „embryonale Zellen, welche die Fähigkeit haben sich zu jeder spezialisierten Zelle zu entwickeln", das österreichische FMedG definiert in § 1 Abs. 3 „entwicklungsfähige Zellen" als „befruchtete Eizellen und sich daraus entwickelte Zellen" und erlaubt gleichzeitig in § 9 Abs. 1 FMedG die Verwendung von derartigen Zellen nur zu Fortpflanzungszwecken.

27 Vgl. z.B. Bülow (1997), a.a.O., S. 718 f.; Enquete-Kommission (2001), a.a.O., S. 32 ff.

28 Vgl. u.a. Bundesregierung, Klonbericht, BT-Drucksache 13/1126, 26.08.1998, S. 14.

insoweit keine abschließende Definition darstellt[29]. Unterlegt man das Wort „bereits" mit dem Wortsinn von „auch", gelangt man demnach zu dem Schluss, dass auch die durch Kerntransfer entstandene totipotente Zelle als Embryo gilt und somit dem Schutz des § 8 Abs. 1 ESchG unterliegt.

Andere Autoren[30] (vor allem die, die den Kerntransfer nach § 6 Abs. 1 ESchG als nicht verboten ansehen) verstehen „bereits" im *temporalen* Sinne. Sie begründen ihre Meinung damit, dass auch der Gesetzgeber in der Gesetzesbegründung[31] vom ESchG „bereits" als „schon" interpretiert hat. Liest man den § 8 Abs. 1 ESchG unter diesem Aspekt, kommt man zu dem Schluss, dass ein Embryo, der im ESchG geschützt ist, durch eine Kernverschmelzung entstehen *muss*. Ab dem Zeitpunkt der Kernverschmelzung ist er aber (anders als in Großbritannien) über das ESchG geschützt. Folgt man dieser Argumentationslinie, wäre in der Schlussfolgerung das sog. Klonen nach der „Dolly"-Methode in Deutschland faktisch *nicht* verboten.[32]

Fraglich ist somit, ob die Bestimmungen der §§ 6 und 8 ESchG hinsichtlich des Klonens mittels Zellkerntransfer dem Grundsatz des nullum crimen, nulla poena sine lege certa[33] des Art. 103 Abs. 2 GG genügen[34].

Einigkeit herrscht jedoch darüber, dass der § 6 Abs. 1 ESchG nicht einschlägig ist, wenn vor dem Kerntransfer eine Genmanipulation des zu übertragenden Zellkerns erfolgte, da der entstehende Embryo so auf jeden Fall nicht die gleiche Erbinformation besitzen kann.[35] Eine solche Vorgehensweise ist nicht vom Klonverbot des § 6 Abs. 1 ESchG

---

29 Vgl. u.a. Bülow (1997), a.a.O.
30 Vgl. u.a. Gutmann (2001), a.a.O., S. 354 ff.
31 Vgl. Gesetzesbegründung zum Embryonenschutzgesetz, BT-Drucksache 11/5460, 25. Oktober 1989, S. 12.
32 Alle Autoren wiesen unter diesem Hintergrund allerdings darauf hin, dass es sich hierbei um eine schwerwiegende Gesetzeslücke handelt, die es gilt schnellstmöglich zu schließen, da in jedem Fall zum gegenwärtigen Zeitpunkt jegliche Art des Klonens nicht verantwortbar ist (vgl. u.a. Bauer, Axel (1997), a.a.O.).
33 Bestimmtheitsgebot.
34 Vgl. Klonbericht (1998), a.a.O., vor allem Abschnitt D.
35 Vgl. u.a. AG Bioethik und Recht (2000), a.a.O., S. 62 f.

umfasst und kann folglich nicht bestraft werden. Sie stellt darüber hinaus auch keinen Verstoß gegen § 5 Abs. 1 ESchG (Verbot der Manipulation menschlichem Erbgutes) dar, da es sich bei dem künstlich manipulierten Zellkern um einen autologen Zellkern (z.b. aus einer Hautzelle entfernt) handelt und nicht, wie von § 5 Abs. 1 ESchG verlangt, um eine menschliche Keimbahnzelle (§ 5 Abs. 1 ESchG i.V.m § 8 Abs. 3 ESchG).[36] Allein die Ratio der Vorschrift, Manipulationen am menschlichen Erbgut zu verhindern, läßt eine weitergehende extensive Auslegung des in § 5 Abs. 1 ESchG enthaltenen Rechtsbegriffes „Keimbahnzellen" (§ 8 Abs. 3) nicht zu, da das aus Art. 103 Abs. 2 GG abgeleitete Analogieverbot einer solchen Interpretation entgegensteht. Sie würde im Sinne höchstrichterlicher Rechtsprechung (BVerfG) über den „erkennbaren Wortsinn der Vorschrift"[37] hinausgehen.

Mit dieser Kombinationsmethode wäre es insoweit folglich schon heute nicht nur technisch möglich, sondern auch rechtmäßig (!) die Methode des Zellkerntransfers *mit* vorher künstlich erfolgter Genveränderung des implantierten autologen Zellkernes[38] zur Entstehung von neuem Leben zu nutzen.

Absurd für mich ist an dieser Stelle, dass insoweit gerade vom ESchG, das eigentlich das Ziel verfolgt, künstliche Veränderungen des Genoms zu verhindern, impliziert wird, vor der Kerntransplantation auch noch eine Genveränderung vorzunehmen, um gerade dadurch straffrei zu bleiben. Dies wird mit der Ethik des Wissenschaftlers, der sogar die Absicht hegt, einen Menschen zu klonen, leicht zu vereinbaren sein, wenn nicht sogar ihr entgegenkommen, um eventuelle „Schönheitsfehler" des Originals korrigieren zu können.

Ein notwendiger Handlungsbedarf des Gesetzgebers zur Klarstellung der Rechtslage und zur Schließung dieser gravierenden Gesetzeslücke liegt meiner Meinung nach unübersehbar vor.[39] Einige Autoren schlagen vor, dem ESchG einen Tatbestand hinzuzufügen, der es

---

36   Andere Begründung: vgl. DFG (2001), a.a.O., S. 22 f.
37   Vgl. dazu BVerfGE 47, 109 (121); 71, 108 (115); Bülow (1997), a.a.O., S. 718 ff.
38   Etwa von Toten.
39   Vgl. Klonbericht (1998), a.a.O., Abschnitt D.

generell untersagt, dass Embryonen auf eine andere Weise als durch Befruchtung von Ei- und Samenzelle geschaffen werden dürfen.

Die Gewinnung von **EG-Zellen** (bzw. primordialen Keimzellen) aus toten, abgegangenen oder abgetriebenen Feten und Embryonen zu wissenschaftlichen, diagnostischen oder therapeutischen Zwecken ist in Deutschland nicht von der Regelung im ESchG umfasst, da es nur den Zeitraum ab Befruchtung der Eizelle bis zur Nidation des Embryos regelt. Sie unterliegen auch nicht dem grundrechtlichen Lebensschutzgebot. Ebenfalls nicht anwendbar ist das Transplantationsgesetz (TPG)[40], da es keine Vorschriften für embryonale und fetale Gewebe enthält. Eine Regelung für die Gewinnung von EG-Zellen findet sich dagegen in den Richtlinien der Bundesärztekammer zur Verwendung fetaler Zellen und fetaler Gewebe[41]. Danach muss die Entscheidung zum Abbruch der Schwangerschaft unabhängig von einer derartigen Verwendung des Fötus zu wissenschaftlichen Zwecken erfolgen. Darüber hinaus ist eine diesbezügliche schriftliche Einwilligung der Schwangeren in die Verwendung nach vorheriger Aufklärung nötig. Etwaige Vergünstigungen, die die Entscheidung über einen Schwangerschaftsabbruch oder die Verwendung des Fötus zu Forschungszwecken beeinflussen sollen, dürfen gemäß Punkt 4.4 der Richtlinie weder in Aussicht gestellt noch gewährt werden.

Die Entnahme von EG-Zellen aus spontan abgegangenen oder abgetriebenen Feten ist nach der derzeit geltenden Rechtslage rechtmäßig. Allerdings ist die Erzeugung von Keimbahnzellen aus pluripotenten Stammzellen nach § 5 Abs. 1 ESchG i.V.m. Abs. 4 Nr. 2 b ESchG verboten, wenn die Zellkern-DNA zuvor künstlich verändert wurde. Ferner dürfen gemäß § 5 Abs. 1 i.V.m. Abs. 4 Nr. 2 a ESchG künstlich genetisch veränderte Keimbahnzellen nicht auf einen Embryo, Fötus oder Menschen übertragen werden.

Die Gewinnung und Verwendung **adulter Stammzellen** ist eben-

---

40 Regelt die Entnahme von menschlichen Organen, Organteilen und Geweben zum Zweck der Übertragung auf andere Menschen.

41 Vgl. Bundesärztekammer, Richtlinien zur Verwendung fetaler Zellen und fetaler Gewebe, in: Deutsches Ärzteblatt (1991), Sonderdruck, Ausgabe A, S. 4296-4301.

falls kein Regelungsgegenstand des ESchG, da AS-Zellen keine Keimbahnzellen darstellen. Somit sind auch genetische Manipulationen mit anschließender Übertragung auf Menschen zulässig. Allerdings müssen im Falle der somatischen Gentherapie die Regelungen des Arzneimittelgesetzes (AMG) beachtet werden, da Gentherapeutika als Arzneimittel[42] im Sinne des § 2 Abs. 1 Nr. 1 AMG i.V.m. § 3 Nr. 3 AMG gelten. Allerdings bestimmt § 2 Abs. 3 Nr. 8 AMG, dass die in § 9 Satz 1 TPG genannten Organe sowie die Augenhornhaut nicht als Arzneimittel gelten und somit vom Anwendungsbereich des AMG ausgenommen sind.[43] Die somatische Gentherapie darf nach den „Richtlinien zum Gentransfer in menschliche Körperzellen (1995)" der Bundesärztekammer[44] nur auf Krankheiten mit schweren Krankheitsverläufen angewendet werden, die mit anderen Medikamenten nicht heilbar und häufig mit tödlichem Ausgang verbunden sind.

Darüber hinaus ist das Gentechnikgesetz (GenTG) teilweise einschlägig, da die *gentechnischen Verfahren* zur Herstellung von Stammzellen in vitro nach §§ 8 ff. GenTG angemeldet und genehmigt werden müssen.[45]

Der Anwendungsbereich des TPG wird durch die Gewinnung von AS-Zellen nicht berührt, denn bei diesen gewebespezifischen Stammzellen handelt es sich weder um ein Organ[46] im Sinne des Transplantationsgesetzes noch um Gewebe[47] im medizinischen Sinne. Die Hauptquellen zur Gewinnung von AS-Zellen (aus Knochenmark und Blut, vgl. 1.1.4) sind gemäß § 1 Abs. 3 TPG ausdrücklich nicht in dessen

---

42   Stoffe, die dazu bestimmt sind, Krankheiten zu heilen oder zu lindern.

43   Die Vorschriften des AMG sind ebenso für die Herstellung, die Zulassung und die Überwachung von Gentherapeutika anwendbar. Dabei sind im Besonderen die §§ 40 bis 42 AMG zu beachten, wenn nicht zugelassene gentherapeutische Arzneimittel eingesetzt werden sollen.

44   Vgl. Bundesärztekammer, Richtlinien zum Gentranfer in menschliche Körperzellen, in: Deutsches Ärzteblatt (1995), Jahrgang 92, Ausgabe B, Nr. 11, S. 583-588.

45   Auf die *Behandlung* von Patienten mit AS-Zellen ist das GenTG jedoch nicht anzuwenden (§ 2 Abs. 2 i.V.m. § 2 Nr. 3 GenTG).

46   Ein aus Zellen und Geweben zusammengesetzter Teil des Körpers, der eine Einheit mit bestimmten Funktionen bildet.

47   Verband von Zellen gleichartiger Differenzierung und spezifischer Aufgaben.

Anwendungsbereich eingeschlossen.

Allerdings sind bei der Gewinnung von Blutstammzellen ebenso die Vorschriften des Transfusionsgesetzes zu beachten.[48]

Die darin enthaltenen Regelungen[49] zur Gewinnung von Blut und Blutbestandteilen und zur Verwendung von Blutprodukten sind auch bei der Gewinnung, Erforschung und Anwendung von Blutstammzellen im Rahmen der Stammzelltherapie anwendbar. Damit soll der Schutz von Spender und Patient gewährleistet werden. Gleichfalls einschlägig sind die Richtlinien der Bundesärztekammer, die den allgemeinen Stand der medizinischen Wissenschaft, der Separationstechnik und der Anwendung von Blutprodukten feststellen (vgl. § 12 Abs. 1 Nr. 8, § 18 TFG) sowie die „Richtlinien zur Transplantation peripherer Blutstammzellen"[50]. Für die Gewinnung von *Stammzellen aus Nabelschnurblut* finden sich keine Regelungen im ESchG, deshalb bilden die „Richtlinien zur Transplantation von Stammzellen aus Nabelschnurblut"[51] der Bundesärztekammer die rechtliche Grundlage bezüglich Gewinnung, Aufbereitung Lagerung von entnommenen Stammzellen sowie deren Einsatz in der Behandlung. So darf etwa bei der Geburt kein zusätzliches Risiko für Mutter und Neugeborenes durch voreilige Entnahme oder unsachgemäße Anwendung von Gewinnungsverfahren entstehen. Deshalb ist im Besonderen ein Eingriff in den Entbindungsablauf untersagt. Bevor die neonatalen Stammzellen zur Verarbeitung weitergeben werden dürfen, muss die Mutter schriftlich zustimmen. Ein ebensolches Einverständnis des biologischen Vaters ist nicht Voraussetzung aber wünschenswert.

---

48   Vgl. AG Bioethik und Recht (2000), a.a.O., S. 63.
49   Vgl. TFG: Auswahl der Spenderperson (§ 5), Aufklärung und Einwilligung (§ 6), Vorbehandlung zur Blutstammzellseparation (§ 9), Qualitätssicherung (§ 15) und Verwendung nicht angewendeter Blutprodukte (§ 17).
50   Vgl. Bundesärztekammer (wissenschaftlicher Beirat), Richtlinien zur Transplantation peripherer Blutstammzellen, in: Deutsches Ärzteblatt (1997), Jahrgang 95, Ausgabe A, S. 158.
51   Vgl. Bundesärztekammer, Richtlinien zur Transplantation von Stammzellen aus Nabelschnurblut, in: Deutsches Ärzteblatt (1999), Jahrgang 96, Ausgabe A, Nr. 6, S. 1267-1304.

2.1.2 Stammzellgesetz (StZG)

Die Problematik der „Doppelmoral", die sich aus dem Verbot der Gewinnung von ES-Zellen aus Embryonen im Geltungsbereich und der Zulässigkeit des Imports von im Ausland aus Embryonen gewonnenen ES-Zellen ergab (vgl. 2.1.1), wurde durch das „Gesetz zur Sicherstellung des Embryonenschutzes im Zusammenhang mit Einfuhr und Verwendung menschlicher embryonaler Stammzellen" (StZG) vom 28. Juni 2002, das am 1. Juli 2002 in Kraft trat, geregelt. Es erlaubt die Einfuhr von humanen ES-Zellen zu Forschungszwecken unter strengen Auflagen.

Das Gesetz geht auf eine Grundsatzentscheidung vom 30. Januar 2002 zurück. An diesem Tag stimmte der Deutsche Bundestag über die Importproblematik von pluripotenten ES-Zellen ab. Die Mehrheit votierte dafür, den Import nur unter strengen Voraussetzungen zuzulassen. Zuvor hatte die Enquete-Kommission des Deutschen Bundestages „Recht und Ethik der modernen Medizin" mehrheitlich gegen einen Stammzellimport gestimmt. Nach Auffassung der Minderheit solle der Import davon abhängig gemacht werden, dass er sich auf „überzählige" Stammzellen aus IVF beschränkt und das ein unabhängiges Kontrollgremium darüber wacht, dass ES-Zellen nur für hochrangige Ziele in der Forschung importiert werden. Während der Nationale Ethikrat mehrheitlich einen vorläufigen befristeten und an strenge Bedingungen geknüpften Import dieser Zellen befürwortete, sprach sich die Zentrale Ethikkommission zur Stammzellforschung der Bundesärztekammer hingegen dafür aus, den Import nicht zu behindern.

Nach mehreren Lesungen und Anhörungen von Vertretern verschiedener Wissenschaftsbereiche zum Gesetzesentwurf beschloss[52] der Deutsche Bundestag am 25. April 2002 das Stammzellgesetz. Am 31. Mai 2002 stimmte dem auch der Bundesrat zu.

Zweck des Stammzellgesetz ist es, gemäß § 1 StZG die Rechte aus Art. 1 Abs. 1 GG, Art. 2 Abs. 2 S. 1 GG und Art. 5 Abs. 3 GG im Hin-

---

52 360 Ja-Stimmen, 90 Nein-Stimmen, 9 Enthaltungen.

blick auf die staatliche Verpflichtung zu gewährleisten.

Es verbietet grundsätzlich die Verwendung von menschlichen ES-Zellen und deren Einfuhr (§ 1 Nr. 1 StZG), erlaubt jedoch in Ausnahmefällen (auf schriftlichen Antrag gemäß § 6 Abs. 2 S. 1 StZG) die Einfuhr aus dem Ausland und deren Verwendung (§ 1 Nr. 3, § 4 Abs. 2, §§ 5, 6 StZG). Die Einfuhr und Verwendung der ES-Zellen setzen nach § 7 Abs. 1 StZG die Genehmigung der zuständigen staatlichen Kontrollbehörde, dem Robert-Koch-Institut[53] (RKI), die dem Bundesgesundheitsministerium unterstellt ist, voraus. Sie hat gemäß § 6 Abs. 4 StZG die Genehmigung zu erteilen, wenn bestimmte, im Gesetz konkret definierte, Tatbestände vorliegen und dem RKI die vollständigen Antragsunterlagen (§ 6 Abs. 5 StZG) beigebracht wurden.

Voraussetzung ist beispielsweise nach § 4 Abs. 2 Nr. 1 a und b StZG, dass die ES-Zellen vor dem 1. Januar 2002 aus „überzähligen" Embryonen und in Übereinstimmung mit der Rechtslage des Herkunftslandes gewonnen worden sind. Auch darf für die Überlassung der Embryonen zur Stammzellgewinnung gemäß § 4 Abs. 2 Nr. 1 c StZG kein Entgelt oder sonstiger geldwerter Vorteil gewährt oder versprochen worden sein. Weiterhin dürfen nach § 4 Abs. 2 Nr. 2 StZG der Einfuhr und der Verwendung sonstige gesetzliche Vorschriften, insbesondere keine Regelungen des ESchG, entgegen stehen. Voraussetzung für eine Genehmigung zum Import ist gemäß § 6 Abs. 4 Nr. 2 auch, dass das Forschungsvorhaben weiteren in § 5 StZG genannten Anforderungen[54] genügt, das Vorhaben in diesem Sinne auch ethisch vertretbar ist und eine Stellungnahme der Zentralen Ethikkommission für Stammzellforschung vorliegt (§ 6 Abs. 4 Nr. 3, § 8 Abs. 1 StZG).

Die Genehmigung ist nach § 4 Abs. 3 S. 1 StZG zu versagen, wenn die Gewinnung der ES-Zellen offensichtlich im Widerspruch zu tra-

---

53 Am 22. Juni 2002 vom Bundeskabinett zur zuständigen Behörde (§ 7 Abs. 1 StZG) ernannt.

54 Es muss sich um hochrangige Forschungsziele handeln (§ 5 Nr. 1 StZG). Darüber hinaus müssen die zu beforschenden Fragestellungen bereits anhand von tierischen Zellen abgeklärt worden sein, § 5 Nr. 2 a StZG, und gleichwertige Erkenntnisse können voraussichtlich nur mit ES-Zellen erreicht werden, § 5 Nr. 2 b StZG.

genden Grundsätzen der deutschen Rechtsordnung erfolgt ist. Dabei kann als Versagungsgrund allerdings nicht angeführt werden, dass die Stammzellen aus menschlichen Embryonen gewonnen wurden (§ 4 Abs. 3 S. 2 StZG). Wer ohne Genehmigung nach § 6 Abs. 1 StZG humane ES-Zellen einführt oder verwendet, wird mit Geld- oder Freiheitsstrafe bis zu 3 Jahren bestraft (§ 13 Abs. 1 S. 1 StZG).

§ 8 StZG regelt die Einrichtung einer unabhängigen Zentralen Ethikkommission für Stammzellforschung (ZEKS), die beim RKI angesiedelt wurde. Ihre 9 Mitglieder sind Sachverständige aus den Bereichen Biologie, Ethik, Medizin und Theologie und werden von der Bundesregierung für die Dauer von 3 Jahren berufen (§ 8 Abs. 1 und 2 StZG). Die Aufgaben der Kommission ergeben sich aus § 9 StZG. Demnach soll sie als Beratungsgremium die ethische Vertretbarkeit der Forschungsvorhaben prüfen und bestimmen, ob die Voraussetzungen des § 5 StZG erfüllt sind.

Das Gremium trat erstmals am 22. Juli 2002 am RKI in Berlin zusammen und genehmigte im Dezember 2002 das Forschungsvorhaben von PD Dr. Brüstle zur Forschung an importierten humanen ES-Zellen[55] .

Gemäß § 15 StZG muss die Bundesregierung dem Bundestag alle 2 Jahre (erstmals 2003) einen Erfahrungsbericht vorlegen, der sowohl über die praktische Umsetzung des Stammzellgesetzes Auskunft gibt, aber auch über neue Ergebnisse in der Forschung an nichtembryonalen humanen Stammzellen informiert.

Das StZG wurde vielfach als ein unbefriedigender Kompromiss zwischen den Zielsetzungen der Wissenschaftlern einerseits und andererseits den Vertretern, die einen von Anfang an umfassenden Menschenwürde- und Lebensschutz gefordert hatten, bewertet[56]. Was von Forscherseite als Einengung der Forschungsfreiheit ausgelegt wurde,

---

55 Bereits am 31.01.2002 beschloss die Deutschen Forschungsgemeinschaft (DFG) die Förderung dieses Projektes, gleichzeitig sperrte sie jedoch die Fördergelder bis zur Verabschiedung eines Gesetzes, das die Kriterien des Bundestagsbeschlusses vom 30.01.2002 verbindlich regelt.

56 Vgl. Schwägerl, Christian, Nicht schimpfen, sondern forschen, in: FAZ (2002), Nr. 155, S. 36.

betrachteten Ethiker und Theologen als Beginn einer Aushöhlung des ESchG.[57]

Aus dem Stammzellgesetz ergeben sich eine Vielzahl von Auswirkungen. So ergibt sich aus verwaltungsverfahrensrechtlichen Aspekten, dass die Einfuhr und Verwendung von ES-Zellen einem Verwaltungsverfahren gem. § 9 VwVfG unterliegt, weil dafür eine Ausnahmegenehmigung nach § 6 Abs. 4 StZG erteilt werden muss. Das Verfahren ist auf die Prüfung der Tatbestandsvoraussetzungen, die Vorbereitung und den Erlass eines Verwaltungsaktes (die Genehmigung nach § 6 StZG) gerichtet. Das RKI ist verpflichtet, § 6 Abs. 4, § 4 Abs. 2 und § 5 StZG auszulegen und anschließend den entscheidungserheblichen Sachverhalt nach §§ 24 bis 26 VwVfG festzustellen. In das Verwaltungsverfahren ist die ZEKS eingebunden, da sie nach eigener Prüfung eine beratende Stellungnahme abgeben muss. Damit prüft auch die ZEKS[58], ob die Tatbestandsvoraussetzungen der § 4 Abs. 2 und § 5 StZG sowie die ethische Vertretbarkeit des Forschungsvorhabens vorliegen. Problematisch erscheint, dass das StZG hier eine doppelte Prüfung der Genehmigungsvoraussetzungen durch das RKI *und* die ZEKS vorsieht.[59] Die Entscheidung der ZEKS ist allerdings nicht verbindlich. Deshalb führt eine negative Stellungnahme der ZEKS zwar noch nicht zum Versagen der Genehmigung, doch aus § 6 Abs. 5 S. 3 StZG könnten sich trotzdem negative Auswirkungen für den Antragsteller ergeben. Der dort normierte Begründungszwang sieht nämlich vor, dass das RKI im Falle einer abweichenden Entscheidung von der Stellungnahme der ZEKS die dafür maßgebenden Gründe darlegen muss. So würde eine negative Stellungnahme der ZEKS, bei der Genehmigung des Vorhabens durch das RKI dann offenkundig werden. Schwierig dürfte es in diesem Fall für den Forscher werden, für ein „ethisch nicht vertretbares" Vorhaben Forschungsgelder zu erhalten, seine Ergebnisse in einer seriösen Fachliteratur publizieren zu können

---

57 Vgl. Stellungnahmen zum Stammzellgesetz-Entwurf, Wissenschaft, u.a. A-Drs. 14/574 o, S. 6; Evangelische und Katholische Kirche, A-Drs. 14/574 j und k, je S. 1.
58 Behörde im Sinne § 1 Abs. 4 VwVfG.
59 Vgl. Pagenkopf, Martin, A-Drs. 14/754 b, S. 2.

und sein „unethisches" Produkt später zu vermarkten.

Es stellt sich die Frage, warum bei der interdisziplinär zusammengesetzten ZEKS kein Jurist mitwirkt. Zweifel an ihrer Befähigung, eine verwaltungsverfahrensrechtlich einwandfreie Rechtsanwendung auszuüben, können wohl außer Betracht bleiben, da das Gremium lediglich eine Beratungsfunktion und keine Entscheidungsfunktion inne hat.[60] Allerdings muss die Kommission prüfen, ob der Einfuhr oder Verwendung „gesetzliche Vorschriften, insbesondere solche des ESchG", entgegen stehen (§ 9 i.V.m. § 4 Abs. 2 Nr. 4 StZG). Fraglich ist, ob Sachverständige allein aus der Biologie, Ethik, Medizin und Theologie (§ 8 Abs. 1 StZG) in der Lage sind, die *Rechtslage* hinreichend fachkundig zu beurteilen.

Ebenso diskussionswürdig erscheint die Verwendung von unbestimmten Rechtsbegriffen (etwa „hochrangiges Forschungsziel" oder „ethisch vertretbar" in § 5, § 6 Abs. 4 StZG). Unbestimmte Rechtsbegriffe setzen voraus, dass die Norm hinreichend klar ist und die von ihr Betroffenen müssen in der Lage sein, die Rechtslage zu erkennen und ihr Verhalten danach zu richten.[61] Anhand des Gesetzeszweckes könnte es vielleicht möglich sein sie auszulegen, es kann aber nicht ausgeschlossen werden, dass die Gerichte von einem vermindertem Prüfungsumfang ausgehen werden.[62] Insoweit sollten vielleicht konkretere Formulierungen – je nachdem, ob man die Erteilung einer Genehmigung erleichtern oder erschweren will – in das StZG einfügt werden.

Sehr kontrovers diskutiert wird derzeit die Zulässigkeit des Import- und Verwendungsverbotes von ES-Zellen im Hinblick auf die grundgesetzlich garantierte Forschungsfreiheit in Art. 5 Abs. 3 GG, denn auch wenn die Möglichkeit einer Ausnahmegenehmigung besteht, ist die Wissenschaft durch eine derartige Untersagung deutlich eingeschränkt. Einige Autoren vertreten die Ansicht, dass sogar das sich

---

60 Vgl. u.a. Evangelische Kirche, A-Drs. 14/574 j, S. 3; Taupitz, Jochen, A-Drs. 14/574 e, S. 8.
61 Vgl. Benda, Ernst, A-Drs. 14/754 c, S. 5.
62 Vgl. Pagenkopf, Martin, A-Drs. 14/574, S. 3.

aus dem ESchG ergebende Verbot der Gewinnung von Stammzellen im Inland, verfassungswidrig sei[63], weil dadurch die Heilungschancen derjenigen zu gering erachtet werden, die von einer derartigen Forschung profitieren könnten. Folge man dieser Auffassung, wäre jede Beschränkung des Imports verfassungswidrig, demzufolge auch die des StZG. Im Gegensatz dazu sind andere Experten der Meinung, dass selbst ein völliges Importverbot nicht verfassungswidrig wäre. Überzeugend für mich ist dagegen ein Kompromiss beider Extrempositionen. Ich schließe mich der Position an, die einen beschränkten Import zulässt, und damit der Sichtweise, die von einem relativ weiten Handlungsspielraum des Gesetzgebers ausgeht.[64] Diese Ansicht beruht auf dem Gedanken, dass der Embryo als Träger des Grundrechtes auf Leben nicht zu Forschungszwecken getötet werden darf. Daher muss sichergestellt werden, dass keine Anreize geschaffen werden, die im Ausland zu einer von Deutschland aus induzierten *weiteren* Embryonen verbrauchenden Gewinnung von *neuen* Stammzellen führen.[65]

Die hier betroffene grundgesetzlich garantierte Forschungsfreiheit nach Art. 5 Abs. 3 GG steht unter keinem Gesetzesvorbehalt, deshalb können sich Schranken nur aus der Verfassung selbst ergeben („verfassungsimmanente Schranken"). Allerdings sind die zu importierenden pluripotenten Zellen als solche nicht als Grundrechtsträger anzusehen, da sie nicht als Embryo zählen. Bei der Stammzellforschung stehen der Forschungsfreiheit somit, im Gegensatz zur Embryonenforschung, keine *unmittelbar* kollidierenden Grundrechte von Embryonen gegenüber. Doch eine Einschränkung von Art. 5 Abs. 3 GG ist auch dann zulässig, wenn dies zum Schutz von verfassungsrechtlichen Wertvorstellungen erforderlich wird.[66] Wie bereits an anderer Stelle erörtert, ist (weitestgehend) anerkannt, dass der Embryo bei der Entnahme von Stammzellen zerstört wird. Da der Embryo je-

---

63 Vgl. Benda, Ernst, A-Drs. 14/574 c, S. 2.
64 Vgl. Enquete-Kommission (2001), S. 101 ff. (Argumentation B).
65 Anreize zum Verbrauch weiterer Embryonen lägen bei einer freizügigen Gestattung des Imports vor.
66 Vgl. Begründung zum Stammzellgesetz, BT-Drs. 14/8394, S. 7.

doch über die volle genetische Information eines Individuums verfügt und ab der Kernverschmelzung in einen Entwicklungsprozess eintritt, kann durchaus ein weites Schutzkonzept i.s.d. ESchG vertreten werden, so dass sich der Lebensschutz aus Art. 2 Abs. 2 S. 1 GG auf den Embryo, aus dem die pluripotenten Stammzellen stammen würden, in einer Art Vorwirkung[67] erstreckt. Problematisch ist allerdings hierbei, dass die Embryonen, die das Gesetz schützen will, im *Ausland* vernichtet werden. Der Geltungsbereich des GG und der Werteordnung beschränkt sich jedoch auf das Bundesgebiet. Somit wären die ausländischen Embryonen grundsätzlich kein Regelungsgegenstand deutscher Gesetzgebung. Allerdings kann man auch ein hier Schutzrecht begründen, wenn man auf einen innerstaatlichen Anknüpfungspunkt abstellt.[68] Dieser kann darin gesehen werden, dass zumindest die Gefahr besteht, dass wegen einer deutsche Nachfrage ein ausländisches Angebot geschaffen würde. Das wiederum würde den Tod von Embryonen bedeuten. Diese Gefahr ist in der *Frage nach dem Lebensschutz* ausreichend. Insofern läßt sich auch begründen, dass eine Beschränkung der Forschungsfreiheit, im Sinne des StZG, auf der Basis des Wertesystems des GG bzw. mit Rücksicht auf den Schutz des Lebens geboten ist.[69] Insbesondere durch die Stichtagsregelung, die nur den Import von Stammzelllinien zulässt, die vor dem 1. Januar 2002 etabliert waren, wird dieser Verantwortung Rechnung getragen. Im Sinne der „praktischen Konkordanz"[70] ist allerdings nur eine derartige restriktive Zulassung des Imports gerechtfertigt, nicht dagegen ein vollständiges Verbot. Denn insoweit beim Erwerb von Stammzellen nur auf bereits unabhängig vom Import bestehende ES-Zellen zurückgegriffen wird, stehen die Forschung und der Erwerb weder unmittelbar noch mittelbar im Konflikt mit der Werteordnung. Eine Tötung der Embryonen zu Importzwecken findet in diesem Fall

---

67   Vgl. Wolfrum, Rüdiger, A-Drs. 14/574 f, S. 2.
68   Vgl. Löwer, Wolfgang, A-Drs. 14/574 l, S. 4.
69   Vgl. Auslieferungsverbot bei drohender Todesstrafe. Aufgrund der Schutzpflicht für das Leben, dürfen die deutschen Behörden nicht ausliefern. Sachs, Michael, GG-Kommentar, S. 108, Rnd.-Nr. 20.
70   Güterabwägung.

nämlich gerade *nicht* statt. Deshalb wäre ein völliges Importverbot meiner Ansicht nach nicht verfassungsrechtlich begründbar.[71]

Ein weiterer zentraler (Kritik-)Punkt des StZG ist die bereits erwähnte Stichtagsregelung (1. Januar 2002) aus § 4 Abs. 2 Nr. 1a StZG. Sie soll, wie erläutert, verhindern, dass aufgrund in Deutschland bestehender Nachfrage im Ausland Embryonen verbraucht werden. Viele Forscher protestieren mit dem Argument, dass dadurch lediglich der Import von Stammzelllinien erlaubt sei, die nicht den neuesten Standards entsprechen und daher schon für bestimmte Fragestellungen in der Grundlagenforschung nicht nutzbar seien, auf jeden Fall aber eine Verwendung für therapeutische Ansätze beim Menschen ausgeschlossen[72] sei. Nach der Rechtsprechung des BVerfG sind Stichtagsregelungen verfassungsrechtlich insoweit zulässig, wenn sie nicht willkürlich gewählt wurden.

Für die Wahl des 1. Januar 2002 sprechen vertretbare Erwägungen[73], die jedenfalls nicht willkürlich sind. Sie entspricht aber nicht dem Beschluss des Bundestages, sowohl auf europäischer als auch auf internationaler Ebene eine Beschränkung der Forschung auf bereits bestehende ES-Linien zu bewirken. Unter diesem Gesichtspunkt wäre es meiner Ansicht nach vorteilhafter gewesen, den US-Stichtag[74] 9. August 2001 (vgl. Anlage 1, White House Fact Sheet 2001) zu übernehmen. Damit wäre eine Anlehnung an des US-Register der NIH möglich ge-

---

71 Vgl. Begründung zum StZG, BT-Drs. 14/8394, S. 8.

72 Aufgrund einer möglichen Verunreinigung dieser nach alten Standards hergestellten Stammzellen mit infektiösen Material (vgl. u.a. Schneider, Ingrid, A-Drs. 14/574 o, S. 6).

73 Ein rückwirkender Stichtag sollte Gewähr dafür sein, dass kein weiterer Embryonenverbrauch von Deutschland aus veranlasst werden kann. Dennoch wurde der Stichtag soweit wie möglich hinausgezögert, um den Wissenschaftlern die Möglichkeit zu bieten, die Früchte der ausländischen Forschung weitestgehend nutzen zu können, d.h., auf alle bis zum Stichtag noch neu etablierten Stammzelllinien grundsätzlich zugreifen zu dürfen.

74 Präsident Bush schränkt die staatliche Finanzierung der Forschung an bis dahin etablierte ES-Zelllinien ein (vgl. Bush, W., White House Fact Sheet Embryonic Stem Cell Research, in: DRZE (2001), Forschung an menschlichen embryonalen Stammzellen, Dossier, Ergänzungsband, S. 143 f.).

wesen, indem alle bestehenden Stammzelllinien registriert sind[75]. Da auch die USA weltweit einheitliche Standards[76] für die Grundlagenforschung an ES-Zellen anstreben, wird dieser Versuch schon durch länderspezifische Stichtagsregelungen unnötig erschwert.

Uneinig sind sich die Experten darüber, ob der Gesetzgeber Grundlagenforschung *und* Heilversuche am Patienten erlauben wollte, oder unter dem Begriff „Forschungszwecke" (§ 4 Abs. 2, § 5 StZG) nur die Grundlagenforschung zu subsumieren ist.[77] Sollte es nicht nur Ziel gewesen sein, die Grundlagenforschung zu erlauben, sondern auch einen klinischen Einsatz in Zukunft zu ermöglichen, ist eine flexiblere Stichtagsregelung vonnöten. Denn die Stammzelllinien, die bereits vor dem Stichtag etabliert waren, enthalten ein großes Infektionsrisiko und eignen sich daher nicht zur Anwendung bei Patienten. Vorstellbar wäre ein „nachlaufender Stichtag"[78], der sich am Datum des Antrages auf eine Importgenehmigung orientiert. So müßte nachgewiesen werden können, dass die zu importierenden Stammzelllinien bereits 6 Monate vor Antragstellung bestanden. Damit würde auch in diesem Fall eine von Deutschland aus veranlasste Tötung von Embryonen ausgeschlossen werden und es könnten reine Stammzelllinien verwendet werden, die dann auch einen eventuellen therapeutischen Einsatz ermöglichen. Hinsichtlich der Grundlagenforschung reicht eine Stichtagsregelung, wie sie derzeit besteht, wahrscheinlich jedoch aus.

Das deutsche StZG hat eventuell auch im europäischen Raum Wirkung entfaltet, denn im sechsten Forschungsrahmenprogramm der EU wurden praktisch die deutschen Auflagen für die Stammzellforschung übernommen. Darüber hinaus werden bis Ende 2003 keine

---

75 Vgl. http://escr.nih.gov/.
76 NIH, Strategies for Implementing Human Embryonic Stem Cell Research, 28.02.2002 (http://www.nih.gov/news/stemcell/022802implement.htm).
77 Dafür Wolfrum, Rüdiger, vgl. Richter, Eva A., Tauziehen um Definitionen, in: Deutsches Ärzteblatt (2002), Jahrgang 99, Nr. 12, S. 761.
78 So etwa Flach, Ulrike, vgl. Richter, Eva A., Tauziehen um Definitionen, in: Deutsches Ärzteblatt (2002), Jahrgang 99, Nr. 12, S. 760.

EU-Gelder für die Forschung an ES-Zellen bereitgestellt.[79]

2.2 Internationale Regelungen

Das deutsche Embryonenschutzgesetz gewährt den Embryonen in vitro im europäischen aber auch internationalen Vergleich einen äußerst hohen Schutz.[80] Im Vergleich zwischen den europäischen aber auch außereuropäischen Staaten ergeben sich stark differierende Schutzniveaus. So verbieten u.a. Irland und Luxemburg wie Deutschland jede Form der Forschung an menschlichen Embryonen, es sei denn, sie dient der Erhaltung des Embryos. Andere Staaten (z.B. Australien, Großbritannien, Japan) erlauben hingegen auch eine Forschung, die nicht konkret der Erhaltung des Embryos dienen muss. Allerdings muss dann nachgewiesen werden, dass die Forschung bestimmte Ziele verfolgt und gewisse Auflagen eingehalten werden.

In der internationalen Debatte existieren auf völkerrechtlicher Ebene verschiedene Erklärungen von internationalen Organisationen, so u.a. der WHO, UN, UNESCO[81] oder des *Europarates*.

2.2.1 Europarat

Um Mindeststandards für die Forschung auf nationaler Gesetzgebungsebene zu bewirken, entschied der Europarat[82] das „Übereinkommen zum Schutz der Menschenrechte und Menschenwürde im

---

79 Vgl. EU übernimmt deutsche Auflagen für Stammzellforschung, in: Netzeitung, 30.09.2002 (http://www.netzeitung.de/servlets/page?section=984&item=209230).
80 Vgl. The European Group on Ethics in Science and New Technologies (EGE), Ethical Aspects of Human Stem Cell Research and Use, Brüssel 14. November 2000, S. 11 f., in: DRZE (2000), a.a.O., S. 97 ff.
81 Erklärung mit appellierenden Charakter *ohne* Rechtsverbindlichkeit: Allgemeine Erklärung zum menschlichen Genom und zu den Menschenrechten (1997), in: DRZE (2000), a.a.O., S. 1-12.
82 Nicht zu verwechseln mit dem „Europäischen Rat". Der Europarat ist kein Organ der europäischen Union, sondern eine internationale Organisation mit Sitz in Straßburg, die verschiedene demokratische Staaten umfasst.

Hinblick auf die Anwendung von Biologie und Medizin – Übereinkommen über Menschenrechte und Biomedizin des Europarates" am
4. April 1997[83]. Diese „Bioethik-Konvention" trat im Sinne einer völ-
kerrechtlichen Verpflichtung zur innerstaatlichen Umsetzung in den
Ratifizierungsländern[84] in Kraft.

Im Sinne des Übereinkommens, kann jeder Staat autonom über eine Zulassung oder ein Verbot der Embryonenforschung im jeweiligen
Land entscheiden. Soweit die Forschung zugelassen ist, muss ein „an-
gemessener Schutz" des Embryos gewährleistet sein (Art. 18 Abs. 1
des Übereinkommens). Die gezielte Erzeugung von Embryonen für
die Forschung ist jedoch untersagt (Art. 18 Abs. 2 der Konvention). Allerdings verbietet es nicht die Forschung an überzähligen Embryonen,
auch wenn die Handlungen nicht der Erhaltung des Embryos dienen.
Als Begründung argumentiert man, dass ein zum sterben bestimmter
Embryo durch fremdnützige Forschung noch einen Lebenssinn erhält,
indem er dem Wohl anderer Menschen dient.

Nach Art. 36 sind jedoch auch Erklärungsvorbehalte zulässig. Demnach kann ein Vertragsstaat, soweit er bei der Unterzeichnung oder
Ratifikation des Übereinkommens einen entsprechenden Vorbehalt[85]
erklärt hat, andere, vom Übereinkommen abweichende, Regelungen
beibehalten. Bedeutsam ist dies u.a. für die Zulassung des „therapeutischen" Klonens in Großbritannien und somit die Herstellung von
Embryonen zu Forschungzwecken, trotz des Verbotes aus § 18 Abs. 2
des Übereinkommens.

Gemäß Art. 27 dürfen die Vertragsstaaten selbstständig nationale
Regelungen erlassen, die über den Schutzbereich des Übereinkom-

---

83 Vgl. Übereinkommen über Menschenrechte und Biomedizin des Europarates
vom 4. April 1997, in: DRZE (2000), a.a.O., S. 19-38.

84 Die Konvention wurde bisher von 31 Staaten unterzeichnet, 15 Staaten davon haben sie bereits ratifiziert (z.B. Tschechien, Rumänien,
Slowakei, Griechenland, Spanien, Estland), Stand: 08. Februar 2004
(http://conventions.coe.int/Treaty/Commun/ChercheSig.asp?
NT=164&Cm=1&DF=08/0204&CL=GER).

85 Neben vertraglichen *Vorbehalten* bieten *Interpretationserklärungen* weiterge-
henden Spielraum für den unterzeichnenden Vertragsstaat (vgl. Enquete-
Kommission (2001), a.a.O., S. 28 f.), s. übernächste Fußnote.

mens hinausgehen. Zur Weiterentwicklung dieses Übereinkommens können nach Art. 31 auch Zusatzprotokolle[86] erarbeitet werden. Unterzeichnen und ratifizieren können diese jedoch nur die Staaten, die bereits das Übereinkommen selbst unterschrieben haben.

Das „Zusatzprotokoll über Verbot des Klonens von menschlichen Lebewesen"[87] vom 12. Januar 1998 wurde maßgeblich auf die Initiative von Deutschland verfaßt und deshalb auch vom damaligen Bundesforschungsminister Jürgen Rüttgers ausdrücklich begrüßt. Es kann jedoch nicht unterzeichnet und somit im Inland nicht ratifiziert werden, da die Bundesrepublik das Übereinkommen (bis dato) nicht unterschrieben hat.[88] Kritiker befürchten, dass durch eine Unterzeichnung der Konvention, die deutlich unter dem sehr hohen deutschen Schutzniveau liegt, eine Art Sogwirkung niedriger Rechtsstandards eintreten würde, anstatt strengere Maßstäbe zum Schutz der Menschenwürde zu entwickeln.

2.3 Ausgewählte Staaten

Im internationalen Vergleich besteht weitgehende Einigkeit darüber, dass menschenunwürdige Praktiken wie reproduktives Klonen verboten werden sollen, soweit dies, wie in vielen Staaten, nicht bereits untersagt wurde. Verschiedenstaatliche Regelungen ergeben sich jedoch hinsichtlich der Zulässigkeit des therapeutischen Klonens und ebenso der Herkunft der zu Forschungszwecken verwendeten Em-

---

86 Z.B. Zusatzprotokoll über das „Verbot des Klonens von menschlichen Lebewesen (human beings)" vom 12. Januar 1998 (zu finden in: DRZE (2000), a.a.O., S. 67 ff.). Es gilt als Zusatzartikel zum Übereinkommen (Art. 3 Zusatzprotokoll) und verbietet jede Art des Klonens von toten oder lebenden Individuen, wobei für „genetische Gleichheit" eine identische Kern-DNA ausreicht (Art. 1).

87 Eine *Interpretationserklärung* (vgl. vorletzte Fußnote) der Niederlande vom 4. Mai 1998 stellt fest, dass die Niederlande unter „Human Being" nur den geborenen Menschen versteht („Human Individual"). Das Zusatzprotokoll meint mit „Human Being" jedes menschliche Leben von Beginn an. Es überläßt es jedoch der jeweiligen nationalen Auslegung, *wann* menschliches Leben beginnt (vgl. Enquete-Kommission (2001), a.a.O., S. 29 f.).

88 Stand: 18. Januar 2003.

bryonen. Während die Gewinnung von ES-Zellen aus „überzähligen Embryonen" überwiegend zulässig ist, dürfen in anderen Staaten (z.B. Großbritannien) Embryonen darüber hinaus eigens für die Forschung hergestellt werden.

	Experimente mit Embryonen	Reproduktives Klonen	Therapeutisches Klonen
Deutschland	nein	nein	nein
Schweiz	nein	nein	nein
Dänemark	ja	nein	nein
Frankreich	ja	nein	*nein*
Großbritannien	ja	nein	ja
Australien	ja	*nein*	*ja*
USA	ja	*nein*	*nein*
Japan	ja	nein	nein

Tabelle 2.1: Rechtlich zulässige Verfahren im internationalen Vergleich. In Frankreich, den USA und Australien sind Gesetze auf dem Weg. Die Tendenz der Entwürfe ist in kursiver Schrift angegeben.[90]

2.3.1 USA

Nach derzeitigem US-amerikanischen Bundesrecht ist die – privat finanzierte – Gewinnung von ES-Zellen aus Embryonen, der Import und der Export von Stammzellen und das therapeutische Klonen zulässig. Jedoch unterscheiden sich die Befugnisse der privat finanzierten Forschung im Gegensatz zu der aus staatlichen Mitteln finanzierten Wissenschaft enorm. Während der privaten Forschung praktisch keine rechtlichen Regelungen auf Bundesrechtebene entgegen stehen, sieht sich die Forschung an Universitäten und staatlichen Instituten mit einer Vielzahl von Regularien und Einschränkungen konfrontiert. Deshalb soll im Folgenden zwischen „Privatforschung" und „staatlich

---

90 Aus: GEO (Februar 2002), S. 80, und aus: Paul Sonali (5.12.2002), Australia Approves Stem Cell Research (`http://www.tallahassee.com/mld/tallahassee/news/nation/4667412.htm`).

geförderter Forschung", sowie gesetzlichen Regelungen auf „gesamtstaatlicher Ebene" vs. „bundesstaatlicher Ebene" unterschieden werden.

Aufgrund der grundlegend verschiedenen Rechtssysteme der USA
und Deutschland, wird in den USA auch von einem anderem Rege-
lungsansatz im Bereich der Stammzellforschung (inklusive Klonen)
ausgegangen.

Unterschieden werden muss zwischen Regelungen auf gesamtstaatlicher Ebene in Abgrenzung zu Regelungen auf der Ebene der einzelnen Bundesstaaten.

Im Bereich der **gesamtstaatlichen Ebene** zerfällt die Reglementie-
rung auf 2 Bereiche: 1. die staatlich (zumindest anteilig) finanzierte
Forschung und 2. die Privatforschung.[91]

Der *1. Bereich*, dessen ethische Verantwortung der US-Staat trägt,
unterliegt umfassenden Regelungen und staatlicher Kontrolle. So dürfen gemäß dem „Public Health Service Act" von 1996 keine Bundes-
mittel für eine embryonenschädigende Forschung verwendet werden.
Nach Auffassung des US-Bundesgesundheitsministeriums (HHS)[92] ist
die Forschung an bereits etablierten Stammzelllinien jedoch nicht verboten, da diese nicht als Embryonen zählen.[93] Daraufhin erließen die
Nationalen Gesundheitsinstitute (NIH)[94] die „Guidelines for Research
Using Human pluripotent Stem Cells" (2000)[95], die die Rahmenbedingungen zur Förderfähigkeit möglicher Forschungsprojekte und ethische Richtlinien festlegen. Demnach bleibt für die durch *öffentliche Gel-
der* unterstützte (oder ganz finanzierte) Forschung zwar die *Gewinnung* von Stammzellen aus Embryonen verboten, doch eine *Forschung*
an ES-Zellen ist auch mit staatlicher Unterstützung möglich, soweit
die ES-Zellen aus überzähligen Embryonen stammt und der Embryo

---

91 Vgl. Enquete-Kommission (2001), a.a.O., S. 123 ff.
92 Department of Health and Human Services.
93 Vgl. 2.1.1 (ESchG).
94 National Institutes of Health.
95 Vgl. NIH, Guidelines for Research Using Human pluripotent Stem Cells, in:
    DRZE (2000), a.a.O., S. 419-428.

freiwillig für die Forschung gespendet wurde.[96]

Am 9. August 2001 beschränkte US-Präsident G.W. Bush die Erlaubnis der staatlich geförderten Forschung an ES-Zelllinien auf solche, die bis zu diesem Zeitpunkt bereits etabliert waren, um die weitere Vernichtung von Embryonen zu Forschungszwecken zu verhindern.[97] (Die Privatindustrie ist von dieser Regelung wiederum nicht betroffen, sie kann auch Stammzelllinien verwenden, die nach dem Stichtag etabliert wurden.)

Im *2. Bereich* (Privatforschung) enthält sich der Staat auf gesamtstaatlicher Ebene (bis jetzt) einer Einflussnahme.[98] Derzeit wird allerdings um ein gemeinsame Position zum reproduktiven und therapeutischen Klonen debattiert. Am 31. Juli 2001 verabschiedete das Repräsentantenhaus ein Bundesgesetz („Human Cloning Prohibion Act of 2001"[99]), dass *jede* Form des Klonens vollständig verbietet. Dem Gesetz muss jedoch der Senat noch zustimmen. Allerdings legten am 1. Mai 2002 demokratische und republikanische Senatoren[100] einen neuen Gesetzesentwurf („Human Cloning Prohibion Act of 2002") vor, der zwar auch das reproduktive Klonens ablehnt, das therapeutischen Klonen hingegen befürwortet. Im Gespräch ist im Moment ein auf 4 Jahre befristetes Verbot des therapeutischen Klonens.[101]

Zudem existieren auf der **Ebene der einzelnen Bundesstaaten** wirksame Regelungen für die *privat finanzierte* Forschung. So verbietet die bundesstaatliche Regelung Floridas unter anderem die Züchtung von ES-Zelllinien und die Grundlagenforschung an ES-Zellen. Während u.a. in Kalifornien, Louisana, Rhode Island und Virginia das repro-

---

96 Für die private Forschung gelten diese Bestimmungen eindeutigerweise nicht. Sie kann somit Stammzellen aus Embryonen gewinnen, sogar aus Embryonen die durch Zellkerntransfer entstanden sind. Denn das therapeutische Klonen ist zwar von der Bundesfinanzierung ausgeschlossen, doch diese Einschränkung betrifft ausschließlich die staatlich finanzierten Einrichtungen.

97 So auch die Intention des deutschen StZG (vgl. 2.1.2).

98 Solange nicht gegen die Verfassung oder ein Bundesgesetz verstoßen wird.

99 (S. 1889/H.R. 2505) eingebracht von Senator Sam Brownback und dem Repräsentanten Curt Weldon, „Cloning background", S. 1.

100 *Republikaner:* A. Spector (Pennsylvania), O. Hatch (Utah); *Demokraten:* D. Feinstein (Kalifornien), E. Kennedey (Massachusetts).

101 Stand: 5. August 2002.

duktive Klonen verboten wird, ist darüber hinaus u.a. in den Bundesstaaten Iowa und Michigan auch das therapeutische Klonen untersagt. In 9 Bundesstaaten ist sogar die Forschung an Feten nicht zulässig.[102]

Im Jahr 2002 wurden auf bundesstaatlicher Ebene 38 Gesetze zur Regelung der Klonproblematik eingeführt.[103] Das zeigt, dass die meisten Gesetzgeber ihre Kompetenzen verantwortungsvoll nutzen, um das Klonen vollständig oder eingeschränkt auf einige Techniken zu verbieten. Beim Umfang der Beschränkung der Forschungsfreiheit wurde/wird jedoch die Meinung der Öffentlichkeit in einem herausragend stärkeren Maße (als z.B. in Deutschland) in die abwägende Debatte zwischen eventuellen Therapiemöglichkeiten für derzeit unheilbare Krankheiten und ethischen Aspekten einbezogen, um möglichst allen Interessen in gleichem Maße gerecht zu werden.

---

102 Vgl. Johnson, Alissa, Human Cloning, in: Genetics Brief (USA), Nr. 8/2002, S. 2.
103 Vgl. Johnson, Alissa (2002), a.a.O.

Kapitel 3

Ethische und Verfassungsrechtliche Aspekte

Die ethischen Konflikte im Umgang mit der Forschung an menschlichen Stammzellen beschränken sich fast ausschließlich auf die Gewinnung von embryonalen Stammzellen. Bei der Entnahme von fetalen Stammzellen (primordialen Keimzellen), AS-Zellen und neonatalen Stammzellen genügt grundsätzlich die Einwilligung der Eltern oder des Spenders selbst.

Der entscheidende Einwand gegen die Forschung an humanen ES-Zellen ist, dass das wissenschaftliche Vorgehen ihrer Gewinnung unweigerlich zum Verbrauch von Embryonen führt. Bei der Erörterung der ethischen Zulässigkeit einer derartigen Forschung, orientiert sich die Diskussion vor allem daran, welchen moralischen Schutzanspruch der menschliche Embryo besitzt.

3.1 Welchen moralischen Status hat der menschliche Embryo?

Der „moralische Status" eines Embryos bringt dessen ethisch begründete Ansprüche gegenüber Handlungen Dritter zum Ausdruck. Bei den Debatten zum moralischen Status menschlicher Embryonen steht die Frage im Mittelpunkt, ob dieser dem ethischen Status von bereits geborenen Menschen entspricht und damit auch einem grundsätzlich gleichrangigen Lebensschutz.

In Deutschland werden, wie weltweit, dazu teilweise sehr kontroverse Auffassungen vertreten. Insbesondere die *Kriterien*, nach denen man versucht den Status zu bestimmen, unterscheiden sich erheblich. Die zur Disposition stehenden Ansichten beginnen bei der Annahme, dass bereits mit Abschluss der Befruchtung einer Eizelle ein menschliches Lebewesen vorliegt, dem ein absolut ausnahmslos gleicher Status wie der eines geborenen Menschen zugeschrieben werden muss[1] und reichen bis zu der Meinung, dass ein menschliches Lebewesen erst nach Vollendung der Geburt oder sogar zu einem noch späteren Zeitpunkt (etwa 28 Tage nach der Geburt), nachdem der Säugling bestimmte Eigenschaften (Selbstbewusstsein)[2] erworben hat, ein entsprechender Personenstatus inklusive den damit verbundenen Schutzansprüchen erwirbt. Zahlreiche -weniger strittige- Ansichten liegen zwischen den genannten Extremen. Allerdings lassen sich die diversen Ansichten im Hinblick auf die Frage die dieser Thematik zu Grunde liegt, grundsätzlich in drei verschiedene Grundpositionen einordnen.

Die **erste Position**[3] geht davon aus, dass jedem ungeborenen Menschen von der Befruchtung an wie dem geborenen Menschen menschliche Würde zugesprochen werden muss. Das menschliche Leben ist somit der Güterabwägung entzogen und wird nur durch gleichrangige Schutzansprüche begrenzt. Nach dieser Ansicht kommt die Würde dem Menschen deshalb zu, weil er das Vermögen besitzt, „sittliches Subjekt"[4] zu sein, d.h. er kann sich selbst *Zwecke* setzen und verfolgen und sein Handeln in diesem Sinne frei bestimmen. Daraus folgt das *Instrumentalisierungsverbot*. Danach darf der Mensch aufgrund seiner Selbstzwecklichkeit niemals nur als „bloßes Mittel" (Immanuel Kant), sondern immer zugleich als „Zweck an sich" (Immanuel Kant) behandelt werden. Da der geborene Mensch mit dem ungeborenen

---

1 Haltung der deutschen evangelischen und der katholischen Kirche (vgl. u.a. Deutsche Bischofskonferenz, Der Mensch sein eigener Schöpfer?, Pressemitteilung, PRD-014, 8. März 2001, Bonn 2001).

2 Vgl. Singer, Peter, Nicht alles Leben ist heilig, in: Der Spiegel, Nr. 48/2001, S. 236-243.

3 Vgl. Enquete-Kommission (2001), S. 45 ff.; DFG (2001) S. 36.

4 „Sittliches Subjekt" ist ein Wesen, dem grundsätzlich das Vermögen bzw. die Anlage zukommt, sich in Freiheit und Vernunft zum Handeln zu bestimmen, dem folglich seine Handlungen zugeschrieben werden können, das Verantwortung und Pflichten übernehmen, sein Leben entwurfsoffen gestalten und Interessen verfolgen kann.

menschlichen Lebewesen identisch ist; er der Spezies „homo sapiens" angehört (*Identitäts-/Spezieskriterium*) und darüber hinaus in ungebrochener Kontinuität zu dem ungeborenen Leben steht, aus dem er sich entwickelte (*Kontinuitätsargument*), besitzt auch der ungeborene Mensch mit Abschluss der Befruchtung Würde, weil er darüber hinaus bereits ab diesem Zeitpunkt grundsätzlich die Fähigkeit besitzt, sich zu einem geborenen Menschen zu entwickeln *(Potenzialitätsargument)*.

Aufgrund der Annahme das menschliches Leben die Grundlage für Würde darstellt, steht die Würde somit in einem engen Zusammenhang mit dem Lebensschutz. Dabei gehen die Vertreter[5] gehen davon aus, dass der absolute Würdeschutz einen gleichermaßen uneinschränkbaren Schutz des Lebens nach sich zieht.

Jede Tötung von Embryonen und damit auch die verbrauchende Embryonenforschung ist somit, unabhängig vom Zweck und vom Entwicklungsgrad des Embryos, ausnahmslos unzulässig.[6]

Der Ansatz dieser ersten Position der auch dem ESchG zu Grunde liegt und vor allem von der katholische Kirche sowie den protestantischen Kirchen vertreten wird[7], steht jedoch im besonderen Gegensatz zu anderen Bestimmungen im Umgang mit vorgeburtlichem Leben, so etwa dem straffreien Schwangerschaftsabbruch (§ 218a StGB).

Zwischen dieser ersten und der konkurrierenden zweiten Position existiert eine **Zwischenposition**[8], die dem menschlichen Leben ab der Befruchtung zwar den Schutz der Menschenwürde zuspricht,

---

5 z.B. Ewig, S.; Glasmacher, A.; Eibach, U., Stellungnahme vom 30.07.2001 (http://cloning.ch/cloning/news/news_25.html).

6 Würde man die erste Position, also die Annahme des gleich strengen und gleichwertigen Lebensschutz von ungeborenen und geborenen Leben, auch für den Embryo *in vivo* anwenden wollen, so ergäbe sich im Ergebnis eine sehr fragliche Auffassung. Nach u.a. Esser erwartet die Rechtsordnung von einer Schwangeren „die heroische Hinnahme des [ihres] Todesschicksales", wenn ihr Leben durch die Schwangerschaft sogar medizinisch begründet bedroht ist (vgl. Esser, Medizinrecht MedR (1983), Jahrgang 57, S. 59).

7 Vgl. Kreß, Hartmut, Gemeinsame Stellungnahmen der katholischen und evangelischen Kirche, Verbindliche Lehre oder argumentative Wertorientierung?, in: Zeitschrift für Evangelische Ethik, Nr. 45/2001, S. 121-134.

8 Vgl. Enquete-Kommission (2001), a.a.O., S. 46-47.

jedoch von einem abwägbaren Lebensschutz ausgeht. Ihrer Ansicht nach kann er gegen andere Güter abgewogen werden. Dabei nimmt das Lebensschutzgebot mit fortschreitender Weiterentwicklung des Embryos zu.

Die **zweite Position**[9] geht von einer abgestuften Schutzwürdigkeit des menschlichen Lebens aus. Die volle Schutzwürdigkeit erhält der Mensch demnach nicht allein aufgrund der Zugehörigkeit zur menschlichen Gattung oder dem bloßen Potenzial sich zu einem vollständigen Menschen zu entwickeln. Vielmehr sei sie erst in einem bestimmten Stadium der Entwicklung anzunehmen. Deshalb komme dem Embryo gerade in den frühen Entwicklungsstadien nur eine abgeleitete Schutzwürdigkeit zu.

Diese Position unterscheidet weitere zwei Formen – die *radikale* und die *gradualistische* Form.

Nicht von gesellschaftlicher Relevanz ist die erstgenannte Form. Ihre Vertreter meinen, dass nur der Mensch auch als *Person* betrachtet werden kann (und dementsprechend eine uneingeschränkte Schutzwürdigkeit genießt), der bestimmte, nachgeburtlich erworbene Eigenschaften (z.B. Selbstbewusstsein) besitzt. Nur *Personen* unterliegen folglich auch einem generellen Tötungsverbot. Das heißt, alle Menschen die nicht Personen im Sinne dieser Definition sind, weil sie etwa durch Schwerstbehinderung nie ein volles Bewusstsein ihrer selbst erlangen können, besitzen keine völlige Schutzwürdigkeit und unterliegen somit auch nicht dem generellen Tötungsverbot. Für den Professor für Philosophie Peter Singer ist die Tötung eines Säuglings bis zum etwa 28. Tag nach der Geburt durchaus legitim, wenn die Eltern sich dafür entscheiden. Denn das Kind, dass in dem Alter noch keine *Person* sein könne, hätte demzufolge im Gegensatz zum absoluten Lebensrecht nur ein einfaches Interesse an Schmerzvermeidung – gleichbedeutend etwa mit dem einer Ratte.[10]

---

9 Vgl. DFG (2001), a.a.O., S. 36 ff.; Enquete-Kommission (2001), a.a.O., S. 48 ff.

10 Vgl. Singer, Peter (2001), a.a.O: entlehnt den 28 Tage-Zeitraum der Antike Griechenlands, nach deren Ethik das Kind bei „Nichtgefallen" in den Bergen aussetzen werden konnte. Ebenso sei die Kindstötung in Japan lange Zeit ein nor-

Von dieser Haltung, die eindeutig dem Menschenrechtsgedanken der fundamentalen Gleichheit aller Menschen ohne Abhängigkeit von bestimmten Eigenschaften zuwiderläuft, möchte auch ich mich ganz klar distanzieren und werde diesen Ansatz deshalb im Folgenden auch nicht berücksichtigen.

Gesellschaftliche Bedeutung hat in der deutschen Diskussion neben der bereits erwähnten ersten Position jedoch auch die *gradualistische* Form der zweiten Position. Sie geht davon aus, dass dem Menschen mit Abschluss der Befruchtung Schutzwürdigkeit zugesprochen werden muss. Allerdings steigt der Grad dieser Schutzwürdigkeit stufenartig mit dem Entwicklungsgrad des Embryos an. Damit kann der vollständige Lebensschutz mit dem Erreichen eines bestimmten Entwicklungsstandes gewährt werden. Auch erst dann kommt dem Embryo Menschenwürde zu. Eine wichtiger Einschnitt in der menschlichen embryonalen Entwicklung ist für die Vertreter dieser Position, die Nidation des Embryos, weil sich ab diesem Zeitpunkt u.a. nur noch ein Individuum aus der befruchteten Eizelle entwickeln kann (sog. Individuation)[11].

Vertreter dieser Position halten es für gerechtfertigt, wenn nicht sogar für geboten, „überzählige" Embryonen der Forschung zur Verfügung zu stellen, um damit möglicherweise Therapien für Kranke entwickeln zu können.[12]

Wie gezeigt, unterscheiden sich die Positionen in zentralen Punkten. Um jedoch rechtliche Regelungen erlassen zu können die ethisch und verfassungsrechtlich allgemein anerkannt werden, ist es wichtig

---

maler Rettungsanker bei zu dicht auf einander folgende Geburten gewesen. Seiner Meinung nach könne man nicht eindeutig sagen, dass die Tötung eines Kindes ebenso schwer wiegen soll wie die eines Erwachsenen. Man müsse den Eltern genügend Zeit lassen sich auch noch nach der Geburt für das Kind zu entscheiden oder nicht. Es würden schließlich auch nur „halbwegs gesunde Kinder" adoptiert werden wollen. Schwerbehinderten Kindern selbst gesteht er kein vollwertiges Lebensrecht zu, die Entscheidung über deren Leben (oder Tod) liegt seiner Auffassung nach in den Händen der *Eltern*.

11   Vgl. Enquete Kommission (2001), a.a.O., S. 50 ff.
12   Vgl. Anselm, Reiner, Rendtorff, Trutz et al., Starre Fronten überwinden, in: FAZ (2001), Nr. 19, S. 8.

Gemeinsamkeiten zu finden. Zur Debatte stehen dabei jedoch nur die Positionen eins, die Zwischenposition und die gradualisierte Form der zweiten Ansicht. Nicht hingegen die radikale Form der Position zwei, die offensichtlich (vgl. oben) den verfassungsrechtlich verankerten Grundsätzen der Menschenwürde zuwiderläuft.

Die Vertreter der genannten Positionen stimmen dahingehend überein, dass menschliches Leben und damit auch seine Schutzwürdigkeit, im Abschluss der Befruchtung der Eizelle beginnt. In der Regel teilen sie ebenso die Ansicht, dass auch die frühen embryonalen Phasen Achtung und Respekt verdienen. Menschliches Leben hat folglich einen Wert unabhängig von der Bewertung durch Dritte. Sie unterscheiden sich jedoch in der konkurrierenden Güterabwägung. Während die Befürworter der ersten Position den Respekt als Recht auf einen uneingeschränken Lebensschutz verstehen und damit jede Güterabwägung gänzlich ausschließen, plädieren die anderen Sichtweisen für einen würdigen Umgang mit frühen Embryonen bei gleichzeitigen Anerkennen eines Lebensrechts, dass jedoch von vornherein abgeschwächt ist und eine Abwägung der Schutzwürdigkeit des Embryos zugunsten hochrangiger Ziele als vertretbar erscheint.

Diese Unterschiede der Positionen führen auch zu einer verschiedenartigen Auslegung der Verfassung und entsprechend kontroversen Positionen, die auch schon bei der Gesetzgebung zum Schwangerschaftsabbruch[13] zum Ausdruck kamen.

In der Entscheidung um die Regelung der Forschung an embryonalen Stammzellen spielen auch diejenigen moralischen Überzeugungen, die sich in den Normen des Grundgesetzes widerspiegeln, eine maßgebliche Rolle, denn die verfassungsrechtlichen Vorgaben bestimmen den gesetzgeberischen Entscheidungs- und Gestaltungsspielraum. Deshalb möchte ich im Folgenden kurz auf den verfassungsrechtlichen Status von Embryonen in vitro eingehen.

Wie bereits in Kapitel 2 erwähnt, stehen sich im Fall der Forschung an embryonalen Stammzellen verschiedene Grundrechte konkurrierend gegenüber. Auf der einen Seite das Grundrecht auf Forschungs-

---

13 Vgl. DFG (2001), a.a.O.; S. 37 ff.

freiheit aus Art. 5 Abs. 3 S. 1 GG, das die Wissenschaft klar einfordert, andererseits jedoch das Recht auf Leben aus Art. 2 Abs. 2 S. 2 GG und die Menschenwürde nach Art. 1 Abs. 1 GG des Embryos.

Für den verfassungsrechtlichen Status ist grundlegend von Bedeutung, ab welchen *Zeitpunkt* und welchen *Umfang* der Embryo in vitro der Lebens- und der Würdeschutz zusteht.[14] Nach Art. 1 GG wird dem Wortlaut nach zu urteilen die Würde des *Menschen* nach Art. 2 GG das Recht auf Leben eines *Jeden* geschützt. Das BVerfG entschied, dass der Lebens- und der Würdeschutz nicht nur dem geborenen Menschen, sondern jedem menschlichen Leben das biologisch existiert, demzufolge auch dem ungeborenen Leben, zukommt.[15] Bei der Bestimmung des Umfangs und des Zeitpunktes, von dem an dem extrakorporal erzeugten Embryo Grundrechtsschutz zukommt, unterscheidet man nicht zwischen dem Embryo in vitro und demjenigen in vivo[16]. Die Verfassungslehre vertritt nahezu einstimmig die Auffassung, dass der Lebensschutz nach Art. 2 Abs. 2 GG mit dem Beginn des menschlichen Lebens, der Befruchtung der Eizelle, beginnt.[17] Diese zeitliche Festlegung ist auch Ausgangspunkt in der Frage, ab wann und in welchem Umfang dem Embryo in vitro Menschenwürde zugesprochen werden kann. Da sich weder Inhalt noch Reichweite der in Art. 1 Abs. 1 GG garantierten Menschenwürde als grundrechtliche Gewährleistung von sich heraus erschließen, müssen sie konkretisiert werden. Nach der Rechtsprechung des BVerfG[18] sind alle Menschen Träger der Menschenwürde, unabhängig von ihren persönlichen Merkmalen und Fähigkeiten. Eine Trennung von „Mensch" und „Person" ist somit verfassungsrechtlich nicht zulässig. Da die Würde des Menschen ein Status ist, der nicht verliehen wird, sondern allen Menschen als solchen verliehen wird, erstreckt sich der Schutz auch auf den Embryo.

---

14   Vgl. Enquete-Kommission (2001), a.a.O., S. 45 ff.
15   Vgl. Sachs, Michael, GG-Kommentar, a.a.O., S. 164 Rnd.-Nr. 144; BVerfGE 39, 1 (41) und BVerfGE 88, 203 (251 f.).
16   Vgl. Enquete-Kommission (2001), a.a.O., S. 55 ff.
17   Vgl. Sachs, Michael, GG-Kommentar, a.a.O., S. 164 Rnd.-Nr. 143.
18   Vgl. BVerfGE 87, 209 (228).

Das BVerfG hat in seine beiden Urteilen (1975/1993) zum Schwangerschaftsabbruch[19] zwar geäußert: „Wo menschliches Leben existiert, kommt ihm Menschenwürde zu." und „Die von Anfang an im menschlichen Sein angelegten potentiellen Fähigkeiten genügen, um Menschenwürde zu begründen."[20], dennoch hat es damit offen gelassen, ob der grundrechtliche Schutz erst mit der Nidation beginnen soll oder bereits mit der Befruchtung der Eizelle.[21] Somit bleibt auch fraglich, inwieweit der Embryo in vitro dem Menschenwürdeschutz unterliegt. Stellt man auf den Zeitpunkt der Nidation ab, dann genießt der extrakorporal erzeugte Embryo keinen Schutz. Wenn man allerdings die Auffassung des BVerfG teilt und daher auch davon ausgeht, dass *jedes* menschliche Leben Menschenwürde besitzt, dann wird man kaum dem menschlichen pränidativen Leben den Schutz nach Art. 2 Abs 2 GG absprechen können. Deshalb ist es auch heute absolut h.M., dass der verfassungsrechtliche Lebensschutz mit Abschluss der Befruchtung vorliegt (vgl. obige Ausführungen). Während die Menschenwürde jedoch „unantastbar" ist, d.h. absolut gilt und eine Güterabwägung mit anderen Grundrechten nicht möglich ist, läßt Art. 2 Abs. 2 GG grundsätzlich Eingriffe in das Recht auf Leben zu.[22]

Auf der Grundlage der Annahme, dass der extrakorporal erzeugte Embryo dem Lebensschutz nach Art. 2 Abs. 2 S. 1 GG und dem Würdeschutz nach Art. 1 Abs. 1 GG unterliegt, können verschiedene Schlussfolgerungen für eine Lösung der verfassungsrechtlichen Konfliktfälle, die aus der Forschung an embryonalen Stammzellen resultieren, gezogen werden.

Vertritt man die Ansicht, dass die absolute Menschenwürdegarantie des Embryos in vitro auch einen uneingeschränkten Lebensschutz nach sich zieht (vgl. obige Ausführungen zur ersten Position), dann wäre die Gewinnung von embryonalen Stammzellen schon deshalb unzulässig, weil es dadurch zu einer Tötung von Embryonen

---

19 Vgl. BVerfGE 39, 1; 88, 203.
20 Vgl. BVerfGE 39, 1 (41) und 88, 203 (252).
21 Vgl. BVerfG 88, 203 (251).
22 Vgl. Art. 2 Abs. 2 S. 3 GG, BVerfG 88, 203 (253).

kommt. Folgt man den Argumenten der ersten Position, stellt somit jede[23] Gewinnung von ES-Zellen einen unzulässigen Eingriff in den Würdeschutz dar, auch wenn daraus der Verzicht auf die Entwicklung neuer Forschungsmethoden resultiert.

Geht man hingegen davon aus, dass der Würdeschutz und der Lebensschutz nicht absolut kongruent sind, dann ergibt sich ein gewisser Abwägungsspielraum in Bezug auf das Lebensrecht des Embryos in vitro. Folgt man der Ansicht der Zwischenposition, kann der Lebensschutz dann als eingeschränkt gelten, wenn es in Konflikt mit anderen hochrangigen Verfassungsgütern gerät. Denn es liegt nicht automatisch ein Verstoß gegen die Würde des Menschen vor, wenn ihm durch die Rechtsordnung kein absoluter Lebensschutz zugebilligt wird.[24] Da ES-Zellen aus 4 bis 5 Tage alten pränidativen Embryonen gewonnen werden, handelt es sich hier somit um einem Zeitpunkt in dem das Lebensschutzrecht nach Auffassung dieser Position noch nicht vollständig ausgeprägt ist. Diese Ansicht begründen ihre Vertreter damit, dass Schwangerschaftsabbrüche unter bestimmten Voraussetzungen zugelassen sind, und der Tatsache, dass der Einsatz von Verhütungsmitteln (z.B. „Pille"), die *ebenfalls* zum Absterben eines Embryos führen und für die keine rechtfertigenden Konflikte der Frau ersichtlich sind, vom Gesetzgeber nicht untersagt wurde. Weiterhin gehen sie davon aus, dass sich die Schutzwürdigkeit von „überzähligen" Embryonen darauf reduziert, sterben zu dürfen, weil für sie aufgrund der geltenden Rechtslage derzeit keine Möglichkeit besteht, sich zu einem vollständigen Menschen zu entwickeln.[25] Deshalb müsse man unweigerlich eine Entscheidung über ihren Tod (sog. „verwerfen") treffen, die in diesen Fällen auch keinen Verstoß gegen die Menschenwürde der Embryonen darstellen würde. Da jedoch diese Verwerfungsentscheidung nicht als Verstoß gewertet werden kann, könne man auch in der Entscheidung die Embryonen für die For-

---

23 Dies betrifft die „überzähligen" Embryonen und die ausschließlich für die Forschung hergestellten Embryonen.
24 Vgl. Enquete-Kommission (2001), a.a.O., S. 59.
25 Vgl. u.a. Verbot der Ersatzmutterschaft gem. § 1 Abs. 1 Nr. 7 ESchG.

schung freizugeben keinen solchen Verstoß feststellen.[26] Andere Autoren protestieren gegen diese Meinung, indem sie zu bedenken geben, dass es einen Unterschied zwischen „Handeln" (Freigabe des Embryos zu Forschungszwecken) und „Unterlassen" (der Einpflanzung des Embryos in die Gebärmutter) gibt. Während man beim Unterlassen lediglich in Kauf nehmen müsse, dass der Embryo stirbt, werde beim Handeln sein Tod gezielt herbeigeführt.

Viele bestreiten auch, dass das BVerfG in seinen Entscheidungen zum Schwangerschaftsabbruch tatsächlich von einem anwachsenden Lebensschutzkonzept ausging, da das Gericht selbst angebe, dass das Grundgesetz eine Stufung des Lebensschutzes für ungeborenes Leben nicht zulasse.[27]

Allerdings besteht meiner Ansicht nach offensichtlich ein Wertungswiderspruch zwischen der Zuschreibung des vollen Lebensschutzes von pränidativen Embryonen auf der einen Seite und dem Tolerieren der uneingeschränkten und straffreien Verhütungspraxis durch z.B. die Pille (vor allem der Pille „danach") andererseits.[28] Oft wird versucht diese Rechtslage damit zu erklären, dass der Gesetzgeber in diesem Intimbereich nicht wirksam regulierend eingreifen könne.[29] Doch wäre nicht ein Vertriebsverbot für die „Pille" wohl ein, wenn auch nicht zu 100 Prozent, effektiver Weg um die Tötung von pränidativen Embryonen zu unterbinden? Aber genau dies ist weder von der Gesetzgebung noch von der Gesellschaft beabsichtigt, da beide den Einsatz dieser Mittel akzeptieren[30] und gerade nicht als Tötung (im Unterschied zur Abtreibung) empfinden.

Untersucht man die Gewinnung von ES-Zellen nur unter dem Aspekt des Lebensschutzes aus Art. 2 Abs. 2 S. 1 GG gelangt man zu dem Ergebnis, dass eine Entnahme derartiger Zellen aus dem In-

---

26 Vgl. Enquete-Kommission (2001), a.a.O., S. 60 f.
27 Vgl. BVerfGE 88, 203 (254).
28 Vgl. u.a. Nationaler Ethikrat, Stellungnahme zum Import menschlicher humaner Stammzellen, Dezember 2001, Dokument-Nr. 001/01, S. 7.
29 Vgl. Nationaler Ethikrat (2001), a.a.O., S. 15.
30 Vgl. § 218 Abs. 1 S. 2 StGB: Handlungen, die auf den Embryo vor seiner Nidation einwirken, gelten nicht als Schwangerschaftsabbruch.

neren eines Embryos unzweifelhaft einen Eingriff in das Lebensrecht des Embryos darstellen, da wie erwähnt, dem menschlichen Leben ab der Befruchtung grundrechtlicher Lebensschutz zukommt. Weil das menschliche Leben innerhalb der grundgesetzlichen Ordnung einen Höchstwert darstellt[31], sind nach der Auffassung der Zwischenposition auch nur besonders hochrangige Güter geeignet, einen Eingriff in dieses Recht zu rechtfertigen. Tötungshandlungen sind somit nur dann zugelassen, wenn damit nur auf diese Weise das Leben eines anderen Menschen gerettet wird (Notwehr, polizeilicher Rettungsschuss). Da sich die Forschung zum derzeitigen Zeitpunkt noch in der Grundlagenforschung befindet und daher keine konkreten Forschungsergebnisse vorweisen kann, die ganz speziell zur Rettung bestimmter Menschen aus Lebensgefahr oder schwerer Erkrankung führen, würde nach dieser Auffassung, eine Abwägung zugunsten des Lebensrechts der Embryonen zu treffen sein. Eine Forschung an Embryonen wäre somit auch nach der Ansicht der Zwischenmeinung nicht zulässig.[32]

Anderer Ansicht ist hier die *gradualistische Form der zweiten Position* (vgl. oben). Ihrer Auffassung nach sind Eingriffe in das Lebensrecht dann möglich, wenn hochrangige Güter zur Disposition stehen. Hier müssen bei der Güterabwägung nicht, im Gegensatz zur Zwischenposition, konkrete Heilungschancen in Aussicht gestellt werden können. Die Grundlagenforschung und die damit verbundene Hoffnung auf die Entwicklung neuer Therapien zur Heilung Schwerstkranker an sich genügt, um einen Eingriff in das Lebensrecht (allerdings nur) *überzähliger* Embryonen zu rechtfertigen.[33]

Positionsunabhängig ist im Falle einer durch *Zellkerntransfer* erzeugten menschlichen totipotenten Zelle fraglich, ob diese ungeschlechtlich erzeugte Frucht ebenso als Embryo betrachtet werden kann bzw. welcher moralische Status ihr zukommt. Genießt sie ab dem abge-

---

31 Vgl. BVerfGE 39, 1, (42).
32 Vgl. Enquete-Kommission (2001), a.a.O., S. 62.
33 Vgl. u.a. Hillebrand, Ingo et al. (2002), a.a.O., S. 36; Nationaler Ethikrat (2001), a.a.O., S. 8 f.

schlossenen Transfer den gleichen Status wie eine *befruchtete* Eizelle?

Auch bei der Beantwortung dieser Frage stehen sich kontroverse Meinungen gegenüber. Für einige definiert sich die menschliche Fortpflanzung über bestimmte vor allem biologische Zusammenhänge. Die infolge der Kerntransfermethode entstandene Frucht besitze zwar die Möglichkeit sich unter bestimmten Bedingungen zu einem Menschen zu entwickeln, allerdings könne man dieser künstlich montierten Zelle keine biologischen Eltern zuordnen (denn der Mensch von dem der transferierte Kern stammt, ist weder Mutter noch Vater, sondern (fast[34]) eineiiger Zwilling). Dies sei jedoch eine unweigerliche Voraussetzung um von einem menschlichen Embryo im Sinne des § 8 Abs. 1 ESchG sprechen zu können, da das ESchG im Zusammenhang mit der geschlechtlichen Fortpflanzung zu sehen sei (vgl. 2.1. 1). Sie argumentieren darüber hinaus damit, dass man sie in keinen biografischen Zusammenhang einordnen könne. Würde sich diese Frucht jedoch zu einem geborenen Klon entwickeln, käme ihm natürlich wie jedem anderen Menschen auch, Menschenwürde zu. Nach Auffassung der Argumentatoren, verstieße jedoch das Fehlen einer biografischen Zuordnung gegen seine Würde.[35] Deshalb müsse das reproduktive Klonen verboten werden. Bei der Frage ob eine derartige Zelle erzeugt werden dürfe und welcher verfassungsrechtliche Schutz ihr zusteht, geht es somit offensichtlich nicht um eine *Verletzung*, sondern eine *Gefährdung* der Würde. Das „therapeutische" Klonen sei von dem Verbot allerdings abzugrenzen *und herauszunehmen*, da die durch den Kerntransfer entstandene Zelle außerhalb jedes Fortpflanzungszusammenhanges stehe, so dass alle diesbezüglichen Regelungen in diesem Fall nicht anwendbar sind.[36]

---

34 Vgl. 1.1.1.2: 100%ige Gesamtgenomgleichheit liegt nur dann vor, wenn die Eizelle und der transferierte Kern von der selben Person stammen. Sonst: aufgrund der mitochondrialen DNA nur eine max. 99,99 % Übereinstimmung.

35 Anderer Ansicht: Gutmann, Thomas (2001), a.a.O., S. 370 f.

36 Vgl. Enquete-Kommission (2001), a.a.O., S. 48 f., 86 f.

3.2 Beurteilung der Wege zur Gewinnung menschlicher Stammzellen

3.2.1 Gewinnung von ES-Zellen

3.2.1.1 ES-Zellen aus eigens zu Forschungszwecken durch IVF hergestellten Embryonen

Die Herstellung von Embryonen mittels IVF ist in ethischer Hinsicht problematisch, wenn die Eizelle nur mit der Absicht befruchtet wurde, im Blastozystenstadium ES-Zellen zu entnehmen und den Embryo damit von vornherein bewusst zu zerstören.

Während für einige Argumentatoren diese Verfahrensweise zu einer eindeutigen Instrumentalisierung menschlichen Lebens in seiner frühesten Form führen würde, die in jedem Fall dem Schutz der Menschenwürde widerspricht und daher abzulehnen ist, können, nach Auffassung anderer, selbst hochrangiger Forschungsziele eine derartige Instrumentalisierung nicht zugunsten der Forschung und zu Lasten des Embryos abgewogen werden.

Allerdings existieren auch Stimmen, die keinen moralischen Unterschied zwischen dem Herstellen von Embryonen zu Forschungszwecken und die Verwendung „überzähliger" Embryonen erkennen, weil frühen Embryonen von vornherein nur ein eingeschränkter Lebensschutz zukommt, der beim vorliegen hochrangiger Forschungsziele einschränkbar ist. Nicht von ethischer Relevanz sei hierbei der Hintergrund ihrer Entstehung.[37]

3.2.1.2 ES-Zellen aus überzähligen Embryonen

Eine weitere Möglichkeit für die Gewinnung von ES-Zellen, um die in Kapitel 1 genannten Ziele der Forschung verfolgen zu können, stellt die Entnahme aus „überzähligen" Embryonen dar. Im Gegensatz zu

---

37 Vgl. Department of Health, Stem Cell Research. Medical Progress with Responsibility, Great Britain 2000, S. 38 f. (4.7-4.14), in: DRZE (2000), a.a.O., S. 317-236; DFG (2001), a.a.O., S. 43.

den in 3.2.1.1 genannten Embryonen wurden sie mit der ursprünglichen Absicht eine Schwangerschaft herbeizuführen hergestellt. Aufgrund bestimmter Umstände (z.b. Tod der Frau, von der die Eizellen stammen) ist jedoch die geplante Implantation der Embryonen nicht mehr möglich. Die Option einer unbegrenzten Kryokonservierung kommt ebenso wenig in Frage wie die Implantation der befruchteten Eizelle auf eine andere Frau, da nach dem ESchG ein Verbot der Embryonenspende besteht.[38]

Schließt man sich der ersten Position an, gelangt man zu dem Ergebnis, dass eine Forschung an „überzähligen" Embryonen nicht zulässig ist, da jede Handlung die nicht ihrer Erhaltung dient, gegen ihre Menschenwürde und den uneingeschränkten Lebensschutz verstößt. Zu bedenken bleibt jedoch, ob die Würde *jede* Forschung (im Besonderen die Vorhaben, die hochrangige Ziele[39] verfolgen) auch an Embryonen verbietet, bei denen offensichtlich keine Chance zur Herausbildung eines geborenen Menschen vorliegt und deshalb sowieso unweigerlich sterben müssen. Das Argument einer dauerhaften Kryokonservierung greift meiner Ansicht nach nicht, da in diesem Fall das Problem nur verzögert, nicht aber gelöst wird.

Folgt man allerdings der Sicht der anderen beiden Positionen (vgl. 3.1), dann ist eine Verwendung dieser Embryonen, die ohnehin keine Entwicklungsmöglichkeiten mehr besitzen, dann zulässig (wenn nicht sogar ethisch geboten), wenn die Forschung hochrangige Ziele verfolgt und damit der Erhaltung oder Förderung geborenen menschlichen Lebens dienen soll. Ein gewichtiger Gegengrund liegt allerdings dann vor, wenn die Bevölkerung derartige Forschungsvorhaben ablehnt.[40]

Liegt vielleicht ein ebensolcher Gegengrund vor? Um die mögliche Grundhaltung der Gesellschaft bezogen auf diese Frage vermuten zu können, führte ich im Rahmen dieser Arbeit eine internationale Fra-

---

38 Vgl. DFG (2001), a.a.O., S. 40.
39 Z.B. Forschung zur Entwicklung oder der Einsatz von Zelltherapien die bislang unheilbare Krankheiten lindern oder heilen können.
40 Vgl. DFG (2001), a.a.O., S. 40.

gebogenbefragung durch. Die Ergebnisse stelle ich im nachfolgenden Kapitel (vgl. Kapitel 4) dar.

3.2.1.3 ES-Zellen aus Zellkerntransfer

Die dritte Möglichkeit ES-Zellen zu gewinnen ist, sie aus durch Kerntransfer erzeugten Embryonen zu entnehmen. Fraglich dabei ist, ob diese Methode ethisch vertreten werden kann. Folgt man der oben erwähnten Auffassung, dass die mittels „therapeutischen" Klonens erzeugte Methode keine Embryonen im Sinne der menschlichen Fortpflanzung hervorbringt und die „montierte" Zelle daher an sich keinen grundrechtlichen Schutz besitze, kommt man zu dem Schluss, dass die Verwendung derartiger Früchte zur Stammzellgewinnung auch ethisch zulässig ist.[41]

Andere folgen jedoch eher der Ansicht, dass auch in diesem Fall Embryonen hergestellt werden, weil durch den Kerntransfer immerhin totipotente Zellen entstehen, die grundsätzlich die Potenzialität zur Ganzheitsbildung (vgl. Potenzialitätsargument) besitzen (nachgewiesen zumindest[42] im „Dolly"-Tierexperiment). Unter diesem Gesichtspunkt würde man dem Embryo Schutzwürdigkeit zusprechen und man müsste die Gewinnung von ES-Zellen als Verstoß gegen die Würde des Embryos betrachten, der bereits durch seine Erzeugung (menschenwürdewidrig) instrumentalisiert würde.

Auch wenn einige andere die Meinung vertreten, dass eine Forschung an diesen Embryonen zulässig ist, weil auch im Fall der Zellkernübertragung die Hintergründe der Entstehung dieser Embryonen moralisch irrelevant sind und daher vernachlässigt werden können, muss dennoch beachtet werden, dass es ethisch problematisch ist, an die hohe erforderliche Zahl an Eizellspenden, die im Falle einer Zulassung des therapeutischen Klonens benötigt werden würden, zu gelangen. Viele Argumentatoren warnen ebenfalls vor einem möglichen „Dammbruch"[43] (vgl. 3.3), der durch den Missbrauch des „therapeuti-

---

41 Vgl. Gutmann, Thomas (2001), a.a.O., S. 354 ff.
42 Ein Nachweis an Menschen ist aus ethischen Gründen absolut abzulehnen.
43 Vgl. Department of Health (2000), a.a.O., S. 40 (4.15-4.20).

schen" Klonens für ethisch strikt abzulehnende reproduktive Zwecke entstehen könnte.

3.2.2 Gewinnung von EG-Zellen

Da die Gewinnung von EG-Zellen nach dem Tod des Embryos erfolgt und dafür jedoch nicht die Entnahme der Zellen ursächlich ist, sondern der vorausgehende Schwangerschaftsabbruch, stellt dieser Weg zur Gewinnung von Stammzellen keinen Eingriff in das Lebensrecht des Embryos nach Art. 2 Abs. 2 S. 1 GG dar. Gegen diese Sichtweise wird kritisch eingewendet, dass die Entnahme von Gewebe aus dem Ungeborenen gegen die Achtung des Embryos über den Tod hinaus und gegen das Pietätsgefühl seiner Verwandten verstoße. Weiterhin befürchten Kritiker eine Instrumentalisierung der Frau sowie negative Auswirkungen auf das Bewusstsein der Gesellschaft, da es zu einer generellen Billigung von Abtreibungen kommen könnte. Einige geben zu bedenken, dass die Gewebespende eine zusätzliche Rechtfertigung von Schwangerschaftsabbrüchen darstellen könnte.[44]

Auf der anderen Seite argumentieren Befürworter, dass es sich um eine Entnahme nach dem Tod handelt, die jedenfalls indirekt zur Erhaltung von menschlichem geborenen Lebens dient. Man sollte allerdings die Entscheidungen zum Abbruch und zur Entnahme klar trennen, um ethische Probleme[45] zu vermeiden.

3.2.3 Gewinnung von AS-Zellen und neonatalen Stammzellen

Neueste Forschungsergebnisse aus den USA vom Juni 2002[46], nach denen AS-Zellen[47] ein beinahe so hohes Differenzierungspotenzial be-

---

44 Vgl. u.a. Enquete-Kommission (2001), a.a.O., S. 103 f.
45 Vgl. 3.1: *Instrumentalisierungsargument* (mögliche Instrumentalisierung von menschlichem Leben, wenn der Schwangerschaftsabbruch nur das Ziel verfolgt, fetales Gewebe zu spenden).
46 Verfaillie, Catherine et al., Universität Minnesota, USA (vgl. Anlage 2, Adulte Stammzellen aus dem Knochenmark machen embryonalen Stammzellen Konkurrenz).
47 Sie besitzen den besonderen Vorteil, dass sie keine immunologischen Abwehrreaktionen nach der Transplantation hervorrufen (vgl. 1.1.3 und 1.1.4).

sitzen sollen wie ES-Zellen, erwecken die Hoffnung, dass sich auch mit Hilfe von AS-Zellen, aussichtsreiche therapeutische Einsatzmöglichkeiten ergeben könnten. Aus ethischer Sicht ist die Gewinnung dieser Stammzellen und Stammzellen aus Nabelschnurblut unproblematisch, da eine Verwendung von embryonalen Gewebe vermieden wird. Deshalb wäre zumindest insoweit die Gewinnung dieser Stammzelltypen den ES-Zellen eindeutig vorzuziehen. Manche Experten weisen allerdings darauf hin, dass aus heutiger Sicht nicht völlig ausgeschlossen werden kann, dass möglicherweise erst Erkenntnisgewinne[48] durch eine (zeitlich begrenzte) Forschung an ES-Zellen nötig sind, um die Anwendung von AS-Zellen in der Therapie tatsächlich nutzen zu können.[49]

3.3 Problematik des Therapeutischen Klonens und mögliche Dammbruchgefahr

Sehr kontrovers diskutiert wird ebenso die Option das „therapeutische" Klonen zuzulassen. Dabei könnten ES-Zellen gewonnen werden, die spenderspezifisch sind und damit später bei der Implantation auch keine Abstoßungsreaktionen hervorrufen. Aus diesem Grund ist diese Art der Gewinnung von Stammzellen besonders interessant für die Forschung.[50] Allerdings wird gegen die ethische Zulässigkeit, Embryonen mittels Kerntransfer zu erzeugen, um sie dann in der Grundlagenforschung, zu Diagnosezwecken, in der Prävention oder Therapie einzusetzen, häufig das „Dammbruchargument" geäußert. Dahinter verbirgt sich die Befürchtung, dass sich einige Wissenschaftler nicht auf das „therapeutische Klonen" (und der damit verbundenen Abtötung des erzeugten Embryos in einem bestimmten Stadium, um ES-Zellen zu entnehmen) beschränken werden, sondern konkret die Gefahr bestehen könnte, dass sobald konkrete Reproduktionsmöglichkeiten bestehen sollten und auch eingesetzt werden könn-

---

48 Etwa Entschlüsselung von Reprogrammierungsmechanismen des Zellkerns.
49 Vgl. u.a. DFG (2001), a.a.O., S. 47.
50 Vgl. 1.1.1.2 .

ten, vollständige Individuen erzeugt werden („reproduktives Klonen“).[51] In diesem Fall würde eben kein Abbruch des Entwicklungsprozesses des durch Zellkerntransfer erzeugten Embryos erfolgen. Vielmehr würde der geklonte Embryo einer Frau, mit dem ethischen unzulässigen Ziel einen geklonten Menschen zur Welt zu bringen, implantiert. Die Grenzen sind fließend, etwa wenn ein vollständiger Mensch aus therapeutischen Absichten heraus erzeugt wird.[52]

Auf Grund dieser Gefahr müsse demnach auch ein, nach Ansicht mancher Autoren *an sich* ethisch unproblematisches Klonen, bei dem keine Erzeugung von Menschen beabsichtigt wird, dennoch als ethisch unzulässig angesehen werden.[53] Kritiker dieser Auffassung geben jedoch zu bedenken, dass eine solche Sichtweise an zwei Voraussetzungen gebunden sei. Zum einen müsse reproduktives Klonen per se unzulässig sein und zum anderen müsse das „therapeutische“ Klonen notwendigerweise auch das Klonen lebensfähiger Menschen nach sich ziehen.

Nach einhelliger Meinung ist die Absicht vollständige, lebensfähige Menschen zu erzeugen unabhängig von den Zielsetzungen (vgl. 1.2) unbedingt als ethisch nicht zulässig zu betrachten. Uneinig sind sich die Argumentatoren jedoch bezüglich der zweiten Voraussetzung.

Das Dammbruchargument besitzt jedoch meiner Meinung nach gerade im Hinblick auf den möglichen fließenden Übergang zwischen ethischen zulässigen und unzulässigen Absichten in der gesellschaftlichen Debatte eine wichtige Funktion, um eine Sensibilisierung der Gesellschaft für die Tragweite der Möglichkeiten erreichen.

---

51 Konkrete Ankündigungen von bereits geklonten menschlichen Individuen die in nächster Zukunft geboren werden (Sererino Antoniori) bzw. bereits geboren sein sollen (Brigitte Boisselier, vgl. 1.3).

52 Etwa die Herstellung eines lebensunfähigen Menschen (ohne Stammhirn) zur späteren Organentnahme, vgl. dazu ausführlich: Rendtorff, Trutz et al. (1999), a.a.O., S. 8 ff.

53 Vgl. Hillebrand, Ingo et al. (2002), a.a.O., S. 37 f.

Kapitel 4
AUSWERTUNG UND ERGEBNIS DER
INTERNATIONALEN FRAGEBOGENBEFRAGUNG

4.1 Hintergrund

Die in Deutschland entbrannte und hitzig geführte Debatte zum Regelungsinhalt des Stammzellgesetzes fand weitgehend unter Politikern,
Ethikern, Juristen und Wissenschaftlern und im Bereich der Kirchen
statt. Im Gegensatz zu den USA blieb die deutsche Bevölkerung relativ unbeteiligt und übernahm größtenteils die Zuschauerfunktion.
Dennoch begegnete mir während meines Literaturstudiums häufig
die sog. „repräsentative öffentliche Meinung" als Argument. Diese va-
riierte allerdings stark, abhängig von der Gesamtintention des jeweiligen Artikels oder der Zeitschrift. Während zumeist davon ausgegangen wurde, dass die Mehrzahl der Bevölkerung reproduktives Klonen
ablehne, argumentierte man unterschiedlich, ob der (jeweilige) Groß-
teil der Befragten das Klonen zu therapeutischen Zwecken befürworte
oder negiere. Deshalb entschied ich mich, selbst eine stichprobenarti-
ge Fragebogenbefragung durchzuführen.

Den Bereich meiner Untersuchung beschränkte ich bewusst nicht
nur auf Deutschland, da dieses Thema weltweit in mehreren Staaten
unterschiedlich intendiert diskutiert wurde und wird. So erließ George W. Bush 2001 ein Gewinnungsverbot für bestimmte ES-Zellen in
den USA (vgl. 3.2.1), wohingegen im selben Jahr in Großbritannien
sogar das therapeutische Klonen genehmigt wurde.

Ausgehend von diesen Unterschieden wollte ich besonders den Wis-
sensstand und die Ansichten von Bürgern verschiedener Staaten (sog.
„öffentliche Meinung") zum therapeutischen und reproduktiven Klonen untersuchen. Dabei standen folgende **Fragestellungen** im Vordergrund:

1. Entsprechen die politischen Entscheidungen eines Staates bezüglich des therapeutischen und/oder reproduktiven Klonens der Haltung der jeweiligen Bevölkerung?

2. Sind die Meinungen zum therapeutischen und/oder reproduktiven Klonen bezogen auf Geschlecht bzw. Alter unterschiedlich?

3. Stimmen Befragte aus Staaten, die therapeutisches Klonen genehmigen, häufiger dem reproduktiven Klonen zu?

4. Inwieweit ist spezifisches Sachwissen vorhanden? Worin sind Differenzen zu sehen?

5. Existiert ein Interesse an der Klonthematik? Wenn ja, lassen sich geschlechtsspezifische Unterschiede feststellen?

Im Vordergrund der Untersuchung stand Deutschland (40% Befragtenanteil) als Industrieland, in dem die Regierung grundsätzlich gegen die Forschung an ES-Zellen und damit auch gegen das Klonieren jeder Art votiert; USA als Industrieland, in dem starke rechtliche Unterschiede zwischen privater und öffentlicher Forschung bestehen und bisher keine Regelungen zum Klonen jeder Art getroffen wurde (jedoch mit klarer Tendenz zur Ablehnung des reproduktiven Klonens, strittig hinsichtlich des therapeutischen Klonens); Großbritannien als Industrieland, in dem rechtliche Bestimmungen nur das reproduktive Klonen verbieten und China als Schwellenland, in dem keine konkreten Regelungen bezüglich jeder Art des Klonierens bestehen.

Meine **Hypothesen** sind:

1. Die Mehrzahl der Befragten spricht sich für therapeutisches Klonen, aber gegen das Klonen von Menschen aus.

2. Frauen lehnen das Menschen-Klonen häufiger ab als Männer.

3. Die Motivation, sich über mögliche Klontechniken zu informieren, ist insgesamt hoch, doch bei Männern höher als bei Frauen.

4. Befragte unter 35 Jahren äußern sich sowohl zum therapeutischen als auch zum reproduktiven Klonen positiver als Teilnehmer über 35 Jahren.

5. Die Auffassung der Politik bezogen auf die Klonthematik ist in Deutschland und den USA nicht kongruent zur öffentlichen Meinung.

6. Das Wissensniveau ist bezogen auf die Nationalität unterschiedlich. Bei Teilnehmern aus Staaten die derzeit über Regelungen debattieren (Deutschland und USA) ist es höher als bei den chinesischen und britischen Teilnehmern.

7. Befragte aus Großbritannien oder China stimmen häufiger dem reproduktiven Klonen zu, als Teilnehmer aus Deutschland oder den USA.

Ich gehe von folgenden **Voraussetzungen** aus:
Die Befragten haben die Fragebögen freiwillig ausgefüllt und keinen Anreiz erhalten eine bestimmte Meinung zu vertreten. Jeder Teilnehmer füllte den Bogen allein und nur einmal aus.

4.2 Methodik

Ich habe mich gegen eine Interviewbefragung und für eine schriftliche Befragung in Form von Fragebögen entschieden. Dieses Vorgehen erschien mir effizienter und versprach objektivere Ergebnisse zu erreichen. Vorteile von Fragebögen gegenüber Interviews sind u.a., dass (unbewusst auftretende) Einflüsse des Interviewers durch nonverbale Kommunikation (z.B. Gesten, Gesichtsausdruck) ausgeschaltet werden.[1] Die erhobenen Daten sind außerdem durch eine besonders hohe Durchführungsobjektivität gekennzeichnet, da für alle Befragten die gleichen Bedingungen herrschen und sie darüber hinaus

---

1 Vgl. Bergmann, Bärbel, Einführung in die Methodenlehre, Vorlesungsskript Wintersemester 2002/2003, Technische Universität Dresden 2002, S. 64 ff.

die Möglichkeit haben, sich ohne Zeitdruck die Fragen zu durchdenken und ihre Antworten auf Richtigkeit hin zu überprüfen.

Ein wichtiges Argument war ebenfalls die Zugänglichkeit der Daten. Die Teilnehmer lebten regional sehr weit auseinander, so dass eine Interviewbefragung schon aus Gründen der Durchführungsobjetivität (z.B ein und derselbe Interviewer) nicht möglich war.

Versuchspersonen

An der Studie nahmen 230 Personen (130 weiblich, 100 männlich) im Alter ab 15 Jahren, aus 31 Staaten teil (vgl. Abbildung 4.1 und Anlage 3). Davon waren insgesamt: 26 Schüler, 129 Studenten, 69 Personen mit bereits abgeschlossener Berufsausbildung/Studium, 6 Rentner; 65 Personen im Alter von 15-19 Jahren, 137 Personen im Alter 20-35 Jahren und 28 Personen über 35 Jahre alt.

Aufgabe, Versuchsmaterial, Versuchsdurchführung

Jedem Teilnehmer wurde der Inhalt der Umfrage erläutert und er konnte sich über die Teilnahme daran entscheiden. Dann wurde ihm der Fragebogen ausgehändigt oder per E-Mail mit der Bitte zugesandt, die Fragen selbständig und ohne Zeitdruck zu beantworten.

Der Fragebogen wurde in zwei Sprachen, Deutsch und Englisch, verfasst. Er besteht aus acht Textseiten und gliedert sich in sieben Teile (vgl. Anlage 4):

- persönliche Daten (Alter, Geschlecht, Ausbildungsstand)
- Wissenstest (1. Fragenkomplex: Fragen 1-7)
- Fragen zum therapeutischen Klonen (2. Fragenkomplex: Fragen 8-15)
- Fragen zum reproduktiven Klonen (3. Fragenkomplex: Fragen 16-28)
- Motivation/Interesse/Selbsteinschätzung (4. Fragenkomplex: Fragen 29-31)
- Fragen zu ethischen Kernpunkten (Menschenwürde, Individualität, Freiheit, Gesellschaft)

• Daten zum Wohnort

Zur Vereinheitlichung der Antworten (Standardisierung) wurden geschlossene Fragen mit vorgegebenen Antwortmöglichkeiten (Kategorien) gewählt.

Die Wissensfragen im *1. Fragenkomplex* zeigen, inwieweit die Befragten aktuelle biologische Kenntnisse der Vererbungslehre besitzen. Folgende Aussagen waren mit „wahr" zu beurteilen: 1, 2, 3, 5. Die Aussagen 4, 6, 7 waren „falsch".

Der *2. und 3. Fragenkomplex* erfasst die Einstellungen der Teilnehmer zum therapeutischen bzw. reproduktiven Klonen. Je Frage war eine von 4 möglichen Anworten zu wählen: „stimmt voll", „stimmt überwiegend", „stimmt überwiegend nicht", „stimmt nicht". Die Daten wurden für die Auswertung wie folgt kodiert: „stimmt voll" (=1), „stimmt überwiegend" (=2), „stimmt überwiegend nicht" (=3), „stimmt nicht" (=4). Auf der Basis dieser Kodes wurde der Mittelwert errechnet.

Die Aussagen 9, 11, 13 und 15 stellen sog. „befragungstaktische Fragen" dar, d.h., diese sind für die Erhebung irrelevant und sollen nur dem Befragten dienen (z.B. um Missverständnisse zu vermeiden). Meine Absicht war, hier eine klare Abgrenzung zwischen Gentechnik (Untersuchen einzelner DNA-Bestandteile) und Klonen (Duplizieren vollständiger DNA-Komplexe) zu indizieren. Somit fließen nur die Fragen 8, 10, 12, 14 bzw. 16-28 in die Auswertung ein.

Die Aussagen zur Definition von *Menschenwürde, Individualität, Freiheit und Gesellschaft* basieren auf Hauptaussagen dreier idealtypischer philosophischer Positionen[2] der Bioethikdebatte:

(a)   „Gen-Utopiker" (z.B. Max More; zur Vervollkommnung des Menschen ist selbst reproduktives Klonen nicht unmoralisch),

---

2   Vgl. Unruh, Rainer, Habe Mut dich deines eigenen Verstandes zu bedienen, in: GEO, Nr. 2/2002, S. 74 f.

(b)   „Konservative Lebensschützer" (z.B. A. Eser, J. Habermas; jeder Eingriff in menschliches Leben ab der Befruchtung der Eizelle ist unmoralisch),

(c)   „Liberale Eugeniker" (z.B. J. Ach, J. Nida-Rümlin; Eingriffe in frühestes menschliches Leben ist nicht unmoralisch, solange die Forschung der Allgemeinheit dient).

4.3 Ergebnisse

Die Ergebnisse umfassen den kompletten Zeitraum der Umfrage (1. Juni 2002 bis 31. Dezember 2002). Für die statistische Auswertung nutzte ich die Software "GrafStat" (Version August 2001) von Uwe Diener.

4.3.1 Wissensstand

Die Gesamtauswertung des Wissensstandes (Fragen 1-7) ergab, dass bezogen auf alle Befragten insgesamt ein relativ hohes Wissensniveau besteht. So wussten 63,7%, dass Klonen völlig identische Individuen hervorbringt[3], und 62,3%, dass die Gene des Vaters bestimmen, ob das Kind weiblich wird. Völlig richtig gaben 80,9% an, dass Trisomie 21 („Down-Syndrom") vorgeburtlich erkannt werden kann, genetisch veränderte Tiere nicht *immer* größer sind (79,1%) und Menschen überwiegend gleiches genetisches Material wie Schimpansen aufweisen (83,5%). 86,1% vermuteten zu Recht, dass kriminelle Tendenzen nicht hauptsächlich vererbt werden. Nur bei der Frage, ob musikalische Fähigkeiten eher erworben werden, lagen die Meinungen knapp nebeneinander. Hier gaben 48,1% die richtige und 52,3% die falsche Antwort.

Somit wurden insgesamt durchschnittlich 6 von 7 Fragen richtig beantwortet.

---

3   Hier wurde nur auf das Wissen zum Verfahren des Embryonensplittings abgestellt, da die Technik des Kerntransfers selbst wenig erforscht ist und somit auch in der Bevölkerung auch nicht als bekannt vorausgesetzt werden kann.

Bezogen auf die Faktoren: Geschlecht, Bildungsgrad und Beruf zeigten sich im Wissensniveau nur minimale Abweichungen. Allerdings gab es starke Differenzen im Wissensniveau zwischen den einzelnen Staaten. Über dem Durchschnitt lagen nur die deutschen Teilnehmer. Hier beantworteten 80,1% der Befragten sogar alle Fragen richtig. Die US-amerikanischen und die chinesischen Teilnehmer lagen leicht unter dem Durchschnitt. So wussten 75% der US-Amerikaner und 58,7% der Chinesen die richtigen Antworten auf 5 von 7 Fragen. Am schlechtesten urteilten die Befragten aus Großbritannien. Hier gaben 54% bei 4 von 7 Fragen die falsche Antwort.

4.3.2 Standpunkte - Therapeutisches Klonen

Die durchschnittlichen Meinungen der Fragen 8, 10, 12 und 14 wurden auf der Grundlage von Kodes berechnet (vgl. 4.2): „stimmt voll" (=1), „stimmt überwiegend" (=2), „stimmt überwiegend nicht" (=3), „stimmt nicht" (=4).

Das „therapeutische" Klonen wurde im Durchschnitt als überwiegend moralisch akzeptabel bewertet (2.0). Dennoch schätzten die Befragten dieses Verfahren als eher riskant ein (2.2). Auch bestand die Auffassung, dass Klonvorhaben überwiegend unterstützt werden sollten (2.0). Der mögliche Einsatz in der Therapie wurde als „nützlich" bzw. „überwiegend nützlich" empfunden (1.6). Damit läßt sich feststellen, dass die Mehrzahl der Befragten bezogen auf die Risiken zwar nicht zweifelsfrei waren, aber dennoch den Einsatz befürworteten.

Besonderheiten ergaben sich besonders im Hinblick auf die Meinungen in Abhängigkeit von Geschlecht, Alter, Beruf und Nationalität der Teilnehmer. So hielten 52,3% der unter 35 Jährigen das „therapeutische" Klonen für „nützlich", diese Meinung vertraten jedoch nur 28,6% der über 35 Jährigen. Etwa jeder zweite Student (57,4%), jedoch nur 38,5 % der Schüler betrachteten das Klonen als „nützlich". Die Betrachtungsweisen bezogen auf den uneingeschränkten Nutzen variierten nur wenig zwischen den Nationalitäten. Allerdings beurteilten 47,3% der deutschen, 51,6% der chinesischen, 55% der britischen und 64,3% der US-amerikanischen Befragten diese Vorhaben als „überwiegend riskant". In der Frage nach der „moralischen Akzeptanz" lagen die Deutschen mit 39,8% völliger Zustimmung vor den USA, China und Großbritannien. Hier sprachen sich jedoch 50%, 58,6% bzw. 66,6% für eine zumindest überwiegende Zustimmung aus.

4.3.3 Standpunkte - Reproduktives Klonen

Die durchschnittlichen Meinungen der Fragen 16-28 wurden auf der Grundlage von Kodes berechnet (vgl. 4.2): „stimmt voll" (=1), „stimmt überwiegend" (=2), „stimmt überwiegend nicht" (=3), „stimmt nicht" (=4).

Die größte Zustimmung (2.0) erhielten die Aussagen: 'Menschen-Klonen bedroht die natürliche Ordnung der Dinge'; 'reproduktives Klonen ist in jedem Fall gegen die Natur, auch wenn es Vorteile besäße' und 'es gäbe ein weltweites Desaster, wenn beim Klonen von Menschen etwas misslingen sollte'.

Die Befragten stuften das reproduktive Klonen als „überwiegend nicht notwendig" ein (2.2). Sie gaben weiterhin an, dass die 'Vision des Klonens' bei ihnen „überwiegend große Wachsamkeit" verursache (2.2). Geteilt waren die Meinungen darüber, ob man auch 'Klonen sollte, wenn keine Vorteile daraus ersichtlich' sind (2.6). Für die Teilnehmer war das 'Risiko des Klonens, gegenüber anderen Risiken' „überwiegend nicht unbedeutend" (2.7). Ebenfalls „stimme es überwiegend nicht", dass 'viele Menschen vom reproduktiven Klonen profitieren werden' (2.7).

Als „überwiegend nicht zutreffend" beurteilten die Befragten die Aussagen, dass 'Klonen erlaubt werden sollte, wenn es von Mehrheit der Menschen befürwortet wird' (2.8), dass sich jedwede 'Risiken vermeiden lassen' (2.8) und dass 'reproduktives Klonen akzeptabel ist' (2.9). Die höchste Ablehnung wurde gegenüber den Aussagen: 'Menschen-Klonen beinhalte keine Gefahren für kommende Generationen' (3.2) und die 'öffentliche Meinung sei unrelevant für die Entscheidungsfindung' (3.3), geäußert. Zusammenfassend läßt sich daher feststellen, dass die Absichten des Menschen-Klonens nicht unterstützt werden und vor allem eine hohe Skepsis gegenüber Risiken und Auswirkungen vorliegt.

Individuelle Differenzen sind besonders unter Betrachtung von Geschlecht, Alter, Beruf und Nationalität der Teilnehmer erkennbar. So hielt ca. ein Fünftel (23,1%) der 15-19 Jährigen, 31,4% der 20-35 Jährigen und 46,4% der über 35 Jährigen die Risiken des Klonens für überwiegend inakzeptabel. Die Risiken des Klonens beurteilten 18,5% der 15-19 Jährigen als absolut vermeidbar. Diese Auffassung vertraten allerdings nur 8% der 20-35 Jährigen und keiner der Teilnehmer, die älter als 35 Jahre waren. Etwa jeder vierte männliche Befragte (28%), aber knapp die Hälfte (49,2%) aller weiblichen Teilnehmer sahen im Klonen eine Bedrohung der natürlichen Ordnung der Dinge. Nur 20% der männlichen Teilnehmer, jedoch mehr als doppelt so viele Frauen (41,5%) vermuteten im Falle eines Unglücks ein sicheres weltweites Desaster.

18,8% der Teilnehmer mit Berufsabschluss, aber 38,5 % Schüler waren der Ansicht, dass man sich nach der Mehrheit der Menschen richten sollte, wenn es um die Frage geht, das Klonen zu erlauben. Erstaunlicherweise ergab sich in diesem Punkt auch eine auffällige Differenz zwischen den Staaten. Während sich nur wenige deutsche (10,5%), chinesische (9,7%) und US-amerikanische (7,1%) Befragte der Auffassung der Schüler anschlossen, befürwortete knapp die Hälfte (44,5%) der britischen Teilnehmer diese Ansicht uneingeschränkt.

Motivation und Selbsteinschätzung (Fragen 29-31)

Eine Petition gegen das reproduktive Klonen würden mehr als die Hälfte (53%) aller Befragten unterzeichnen (47% verneinten diese Absicht). Auffallend ist die überdurchschnittliche Motivation der Teilnehmer, sich zum Thema Klonen weiteres Wissen anzueignen, denn 87,4% bejahen diese Aussage. Allerdings schätzten sich etwa 2 von 3 Teilnehmern (66,1%) als nicht ausreichend informiert ein.

Während sich nur 44% der männlichen Teilnehmer für die Unterzeichnung einer solchen Petition aussprachen, lag der Anteil der weiblichen Befragten mit 60% deutlich darüber. Die Bereitschaft sich weiter zu informieren ist länderabhängig gestuft. Die höchste Motivation äußern die US-amerikanischen Befragten (92,3%) gefolgt von den deutschen (91,4%) und den chinesischen Teilnehmern (83,5%). Keine Unterschiede ergaben sich im Hinblick auf des Geschlecht der Befragten, denn 87,0% der Männer und 87,7% der Frauen gaben an, interessiert zu sein.

Nicht ausreichend informiert fühlten sich 56% der männlichen und vor allem 73,8% der weiblichen Befragten. Verglichen mit den Ergebnissen beider Geschlechter im Wissenstest (vgl. oben) kann diese hohe negative Selbsteinschätzung jedoch nicht bestätigt werden, da beide Geschlechter zu 74% (männlich) und 72,6% (weiblich) richtige Ergebnissen erlangten. Auffallend ist hier die Diskrepanz zwischen den Industriestaaten USA, Deutschland und Großbritannien und China, das als Schwellenland eingeordnet wurde. Nur die Teilnehmer aus China schätzten sich leistungsorientiert und richtig (vgl. Wissenstest) als eher informiert ein (51,6%). Die deutschen Befragten fühlten sich nur zu 22,5%, die britischen zu 22,2% und die US-amerikanischen immerhin zu 35,7% informiert. Vergleicht man diese Werte mit den Ergebnissen aus dem Wissenstest, so läßt sich feststellen, dass sich vor allem Teilnehmer aus Deutschland, die im Wissenstest am Besten abschnitten, unterbewerteten.

Ethische Kernpunkte

Basierend auf Hauptaussagen von drei idealtypischen philosophischen Positionen (vgl. oben) sollten im Zusammenhang der Fragen 32-35 Meinungstendenzen herauskristallisiert werden.

Bei der Definition von „Menschenwürde" folgten 14,8% der Befragten den Ansichten der 'Gen-Utopikern', 44,8% den Auffassungen der 'Konservativen Lebensschützer' und 40,4% schlossen sich den 'Liberalen Eugenikern' an.

„Individualität" beschrieben 30,8% wie die 'Gen-Utopiker', 48,3% nach Kriterien der 'Konservativen Lebensschützer' und 20,9% nach den Inhalten der 'Liberalen Eugeniker'.

Unter „Freiheit" verstanden 18,0% ähnliche Aspekte wie die 'Gen-Utopiker', 30,9% folgten den 'Konservativen Lebenschützern', mehrheitlich stimmten die Befragten mit 51,1% jedoch klar den 'Liberalen Eugenikern' zu. In den Vermutungen wie Klonen die „Gesellschaft" beeinflussen könnte, folgten 10,4% der Teilnehmer den 'Gen-Utopikern', 49,1% den 'Konservativen Lebenschützern' und 40,4% den 'Liberalen Eugenikern'.

Dieses Ergebnis zeigt, dass die Ansichten der Gen-Utopiker durchschnittlich nur bedeutend weniger befürwortet wurden, als die beiden anderen Wahlmöglichkeiten. Damit wird deutlich, dass sich jeder Befragte nicht nur rational am Nutzen bestimmter Möglichkeiten, sondern vor allem auch an ethischen Werten und Normen orientierte. Das ethische Empfinden ist jedoch in unterschiedlichem Maße ausgeprägt, so dass keine absolute oder einheitliche Meinung erkennbar wird. Es zeichnet sich auch keine klare Tendenz dahingehend ab, welche Meinung unter den Befragten überwiegend vertreten war. So folgten im Durchschnitt 43,2% der Befragten den Ansichten der konservativen Lebensschützer und 38,2% denen der liberalen Eugeniker.

Schlussfolgerung

Aufgrund des Stichprobenumfangs von 230 Personen, handelt es sich um eine *nicht repräsentative* Umfrage. Deshalb gelten die Schlussfolgerungen nur für die untersuchte Stichprobe und können nicht verallgemeinert werden[4].

Der überwiegende Anteil der eingangs aufgestellten Hypothesen konnte bestätigt werden.

Zugestimmt werden kann u.a. der Vermutung, dass die Mehrzahl der Befragten das therapeutische Klonen befürwortet, sich jedoch gegen das Menschen-Klonen ausspricht. Anscheinend hängt die Einstellung maßgeblich mit dem Alter zusammen, da jüngere Befragte eher Risiken verneinten und Chancen befürworteten. Ein weiterer

---

4 Bei der Einschätzung der Antworten im Hinblick auf internationale Unterschiede, sollten dennoch die prozentualen Anteile der jeweiligen Staaten (Deutschland: 40,4%, China: 13,5%, USA: 6,1%, Großbritannien: 3,9%) an der Umfrage nicht vernachlässigt werden.

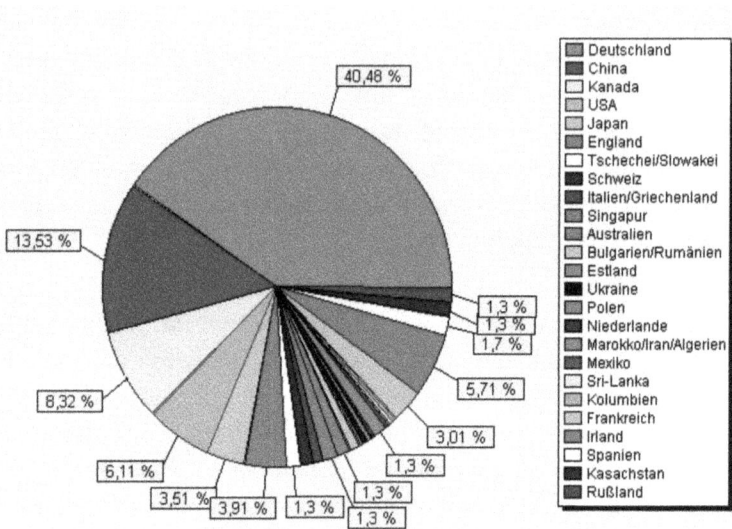

Abbildung 4.1: Aufteilung der Fragebögen nach verschiedenen Ländern

Einflussfaktor scheint das Geschlecht zu sein. So äußerten vor allem Frauen Befürchtungen gegenüber Gefahren. Allerdings war die Motivation, sich über das Klonen zu informieren nicht wie vermutet geschlechterverschieden, vielmehr zeigte sich das Gegenteil: 87,7% der Frauen, und 87% der Männer gaben das Interesse an, sich zur Klonthematik zu informieren.

Wie gesehen ist der Wissensstandard zwischen den Teilnehmern der einzelnen Staaten unterschiedlich. So beantworteten wie angenommen die deutschen und US-amerikanischen Teilnehmer mehr Fragen richtig, als die chinesischen und britischen Befragten. Wie vermutet weichen die Ansichten der deutschen und US-amerikanischen Befragten von den derzeit jeweils bestehenden rechtlichen Regelungen ab. Die Hypothese, dass bei Teilnehmern aus Ländern, die das therapeutische Klonen erlauben, eine größere Bereitschaft besteht, das reproduktive Klonen zu befürworten, kann bezogen auf die chinesischen Teilnehmer nicht betätigt werden, Für die britischen Befragten trifft sie allerdings zu. Die Frage nach einem oft behaupteten möglichen „schleichenden Dammbruch" in der Bevölkerung erscheint somit, zumindest aus den Resultaten dieser Umfrage ableitend, nicht abwegig.

Kapitel 5

ABSCHLIESSENDE STELLUNGNAHME

Die Diskussion um die deutsche embryonale Stammzellforschung geht auch nach der Verabschiedung des StZG weiter, wenn auch nicht in derselben Intensität wie vor dem Beschluss des Gesetzes. Nicht zuletzt die Meldungen im Dezember 2002 zeigten, dass die vor zwei Jahren eröffnete deutsche Diskussion zwar einen vorläufigen Kompromiss gefunden hat, aber dennoch weit von einer überwiegenden Zufriedenheit entfernt ist. Während die Nachricht, dass im Januar 2003 erstmals ES-Zellen aus Israel importiert werden durften, an die ehemals hitzigen Debatten in den Medien erinnern ließ, schienen beunruhigende Zukunftsvisionen plötzlich Realität geworden zu sein, als die Nachricht über die (mögliche) Geburt des ersten lebenden Klonkindes „Eve"in den USA, weltweit ausgestrahlt wurde. Klar ist, dass reproduktives Klonen unbedingt verboten werden muss. Auch wenn man nicht das Argument der Menschenwürde und den fehlenden biografischen Hintergrund (etwa verworrene Verwandtschaftsverhältnisse) benutzen möchte, so stünden einer praktischen Umsetzung in dem Fall zwar keine *prinzipiellen* ethischen Aspekte entgegen, dennoch aber konkrete *aktuelle* ethische Hindernisse. Während dieser Arbeit bin ich durchgängig einer Vielzahl verschiedener Meinungen begegnet, eine Auffassung bildet jedoch die Ausnahme: **Alle** Argumentatoren stellten fest und betonten deutlich, dass zum *derzeitigen* Zeitpunkt in jedem Fall beim Versuch des reproduktiven Menschenklonens mit einer 100 prozentigen „Erfolgsquote" ein toter, nur kurz lebensfähiger oder schwerstbehinderter Mensch erzeugt würde, da die Technik des Kerntransfers noch im Anfangsstadium der Grundlagenforschung sei. Auch könne aus einem erfolgreichen und längst alltäglichen Rinderklonen nicht ein gleichfalls gesundes Menschenklonkind logisch geschlussfolgert werden.

Allerdings sollte in diesem Zusammenhang die Stammzellforschung klar von der Herstellung lebensfähiger Klone getrennt werden, auch wenn Kritiker der Stammzellforschung gern beide Inten-
tionen vermischen und insofern hier eine logische Kausalkette vor
Augen führen wollen. Bezüglich der Stammzellforschung schließe ich
mich den Meinungen an, dass sich Deutschland nicht in jedem Fall
der ES-Zellforschung verschließen sollte.

5.1 Bewertung zum Embryonenschutzgesetz

Das Embryonenschutzgesetz vom 13.12.1990 baut auf dem damaligen Kenntnisstand in der Biotechnik auf. Seit seinem Erlass sind mittlerweile mehr als 12 Jahre vergangen. Da während dieser Zeit die
Forschung enorme Fortschritte in der Grundlagenforschung und in
der Anwendung von möglichen neuesten Therapiemethoden erlang-
te, die damals entweder unbekannt oder für unmöglich realisierbar
gehalten wurden, sind einzelne Regelungen des ESchG mit dem heutigen naturwissenschaftlichen Kenntnisstand und den damit zusam-
menhängenden technischen Möglichkeiten nicht mehr stimmig und
führen nun zu Rechtsunsicherheit. So müssten meiner Ansicht nach
einige Vorschriften präziser definiert und damit den heute bestehenden medizinisch-technischen Möglichkeiten angepasst werden, unabhängig von der Überlegung, das ESchG grundsätzlich zu überar-
beiten und den Schutzumfang der Embryonen zu lockern, wie stel-
lenweise vorgeschlagen wird.

Wie in Kapitel 2.1.1 problematisiert, gilt als Embryo im Sinne des
§ 8 Abs. 1 ESchG jede *befruchtete* Eizelle ab dem Zeitpunkt der Kernverschmelzung an, oder jede totipotente Zelle, die einem Embryo *entnommen* wurde. Diese Definition des Embryos ist seit der erfolgreichen Geburt des Klonschafes „Dolly" (1996) meines Erachtens jedoch
nicht mehr ausreichend[1], denn damit wurde deutlich, dass sich ein
vollständiger Organismus nicht nur aus embryonalen Zellen entwi-

---

1   Vgl. u.a. DFG (2001), a.a.O., S. 26.

ckeln kann, sondern ebenso aus somatischen Zellkernen (aus adulten Zellen) die durch Kerntransfer zur Totipotenz reprogrammiert wurden. Deren Totipotenz, ist allerdings nicht infolge einer *Befruchtung* erzeugt.

Es bleibt somit fraglich, ob die durch Kerntransfer entstandene Frucht dennoch unter den Embryonenbegriff subsumiert werden kann. Insoweit müßte meiner Ansicht nach klargestellt werden, ob sich der Schutz allgemein auf alle totipotenten Zellen, egal welchen Ursprungs, beziehen soll oder nicht.

Unklar ist weiterhin der Umgang mit so genannten „überzähligen" Embryonen. § 2 ESchG äußert sich nur zur missbräuchlichen Verwendung von kryokonservierten menschlichen Embryonen. Diese Vorschrift (und auch keine weitere im ESchG) regelt nicht den Verbleib dieser Embryonen die nicht mehr zur Reproduktion einsetzbar sind. In der Praxis werden diese Embryonen deshalb – rechtlich zulässig(!) – vernichtet („verworfen"). Im ESchG ist dazu zwar keine konkrete Regelung enthalten, es beinhaltet jedoch auch keine Regelung, die eine Vernichtung dieser Embryonen verhindert, oder eine dauernde Kryokonservierung vorsieht. In Deutschland existieren allerdings zur Zeit ungefähr 71 „überzählige" befruchtete Eizellen[2], die somit zwar grundsätzlich straffrei *verworfen*, allerdings nicht für die Forschung *verwendet* werden dürfen. Dies stellt für viele einen Wertungswiderspruch in sich dar und sollte auch meines Erachtens konkretisiert werden. Den Vorschlag einer dauerhaften Kryokonservierung halte ich nicht ausreichend, da in diesem Fall das Problem nur verzögert, nicht aber gelöst wird.

Ein weiterer bereits ausgeführter Problemkreis behandelt die Frage, ob das Klonverbot aus § 6 Abs. 1 ESchG nur das Klonen[3] durch Embryonensplitting umfasst oder auch die Methode des Zellkerntransfers einschließt.

Die Absicht des Gesetzgebers, das Herstellen erbgleicher Menschen

---

2 Vgl. Enquete-Kommission (2001), a.a.O., S. 69.
3 Klonen: die gezielte Erzeugung genetisch *identischer* Menschen (vgl. Regierungsentwurf, BT-Drucksache 11/5460, S. 6 (Begründung zum ESchG)).

verhindern zu wollen, ist eindeutig.[4] Allerdings läßt der im Gesetz gewählte Wortlaut bezüglich der Zellkerntransfermethode mehrere Interpretationen zu. Meiner Meinung nach umfasst der Tatbestand des § 6 Abs. 1 ESchG das Klonen mittels Kerntransfer nicht eindeutig. Aus verschiedenen Gründen. § 6 Abs. 1 ESchG geht von der Prämisse aus, dass ein Embryo mit einer *„gleichen"* (=identischen) Erbinformation wie ein anderer Organismus entsteht.

Während beim Embryonensplitting die Gesamtgenome der entstehenden totipotenten Zellen völlig identisch sind, liegt beim Kerntransfer, aufgrund der mitochondrialen DNA der Eizelle, nur eine Übereinstimmung von maximal 99,99% vor (nur hinsichtlich der Kerngenome sind sich Kernspender und totipotente Zelle völlig identisch).[5]

Fraglich ist, ob 99,99% auch *gleich* bedeutet? Oder ob „fast gleich" *gleich* genug ist und wenn ja, wann „fast gleich" nicht mehr *gleich* ist?

Autoren, die behaupten, dass sich diese Fragen gar nicht stellen, argumentieren, dass § 6 Abs. 1 ESchG nicht „dieselbe", sondern lediglich eine „gleiche" Erbinformation verlange. Dies allein weise darauf hin, dass der Klon nicht „völlig identisch" zum Kernspender sein müsse.

Diese Ansicht (die das Analogieverbot umgehen will) ist spitzfindig, denn „dasselbe" bedeutet einfach nur „einunddasselbe", und das ist bei einem Replikat somit rein *begrifflich* gar nicht möglich. Daher bedeutet „gleich" auch „gleich" und nicht „nahezu gleich" oder „ähnlich".[6] Eine mathematische Sichtweise rettet hier nicht die Situation. Können doch die 13 mitochondrialen Gene (0,01-0,02% der Gesamt-DNA) aufgrund genetischer Defekte immerhin mehr als 50 verschiedene Stoffwechselkrankheiten (die vor allem die Bereiche Muskeln, Herz, Gehirn und Augen betreffen) maternal und dominant vererben.[7] Da der Zellkern selbst keine mitochondrialen Gene besitzt, wür-

---

4   Vgl. Keller, Rolf/Günther, Hans-Ludwig/Kaiser, Peter (1992), a.a.O., S. 235 ff., Rnd.-Nr. 1 ff.
5   Anders, wenn Eizelle und der zu transferierende Kern von der gleichen Frau stammt, dann 100%ige Gleichheit vorliegend.
6   Vgl. sehr überzeugend dazu: Gutmann,Thomas (2001), a.a.O., S. 354 ff.
7   Vgl. Department of Health, Stem Cell Research, Medical Progress with Responsibility, a.a.O., S. 29 (Nr. 2.46-2.48).

de die Krankheit sich somit in jedem Fall auf den „identischen" Klon übertragen. Wo ist also die Grenze zwischen „gleich" und „nicht mehr gleich"?

Auch käme wahrscheinlich niemand auf die Idee Menschen und Schimpansen als „gleich" zu bezeichnen, obwohl unser Erbgut zu 99% übereinstimmt.[8]

Ebenso problematisch ist die Definition des Embryos in § 6 Abs. 1 i.V.m. § 8 Abs. 1 ESchG. Wie weiter oben erläutert, muss jedoch eine Kernverschmelzung stattgefunden haben, denn erst ab dem Zeitpunkt gilt der Embryonalbegriff. Wie gesehen, erfolgt die „Dolly"-Methode ungeschlechtlich (vgl. 1.1.1.2 und 1.1.3).

Im Gegensatz zu anderen Auffassungen liegt es nahe, das Wort *bereits* aus § 8 Abs. 1 ESchG wie üblich im zeitlichen Sinne zu sehen und nicht im Sinne von „auch" (vgl. 2.1.2). Allerdings schlussfolgert diese Betrachtungsweise insgesamt, dass durch die Kerntransfermethode zwar eine Zelle entsteht, die grundsätzlich die Fähigkeit zu Ganzheitsbildung besitzt, die jedoch nicht unter den Embryonalbegriff zu subsumieren ist und damit nicht vom ESchG umfasst wird.[9] Das Klonen mittels der Kerntransfermethode wäre somit durch das ESchG nicht verboten.

Ein solches Ergebnis, dass lediglich auf einer nicht eindeutigen Wortwahl basiert, kann meiner Meinung nach jedoch nur unbefriedigend sein. Läuft es doch offensichtlich dem eingangs genannten gesetzgeberischen Ziel entgegen, zu verhindern, dass einem künftigen Menschen gezielt seine Erbanlagen zugewiesen werden.[10]

Deshalb halte ich eine Abänderung des § 6 Abs. 1 und des § 8 Abs. 1 ESchG für nötig. Eine denkbare Möglichkeit für § 6 Abs. 1 ESchG wäre eine Regelung, wie sie bereits im „Zusatzprotokoll über Verbot des Klonens von menschlichen Lebewesen" (1998) vom Europarat[11] reali-

---

8 Vgl. Gutmann,Thomas (2001), a.a.O., S. 355.
9 Andere Ansicht u.a.: Enquete-Kommission (2001), a.a.O., S. 33.
10 Vgl. Begründung zum ESchG, a.a.O., S. 11 bzw. Gutmann, Thomas (2001), a.a.O., S. 356.
11 Vgl. Art. 1 Abs. 2 des Zusatzprotokoll zur Bioethikkonvention des Europarates, Verbot des Klonens von menschlichen Lebewesen (human beings) vom 12. Ja-

siert wurde. Um den Konflikt bei der Analyse des Tatbestandmerkmales *gleich* zu vermeiden, könnte man „gleich" durch „kern(genom)identisch" ersetzen.

Den Embryonalbegriff aus § 8 Abs. 1 ESchG könnte man im Sinne des § 3 Nr. 4 StZG um den Tatbestand durch Kerntransfer entstandene totipotente Zellen erweitern.[12] Damit wären alle zur Zeit bekannten Replikationsmethoden vom Verbot des Klonens umfasst.

Das ESchG zeigt, dass der Gesetzgeber dem Embryo *in vitro* bereits einen Schutz im Sinne der „ersten Position" (vgl. 3.1) zukommen lassen will. Eine Abstufung des Lebensrechts gemessen an der Zunahme des Entwicklungsstandes ist damit ausgeschlossen. Allerdings sieht das ESchG den menschlichen Embryo nicht in jedem Fall als nicht instrumentalisierbar an (vgl. 3.1, *Instrumentalisierungsverbot*).

Im Falle des Klonverbotes normiert § 6 Abs. 2 ESchG sogar eine indirekte Tötungspflicht des (durch Embryonensplitting) geklonten Embryos gerade als Mittel zum Zweck der Durchsetzung des Klonverbotes. Indem er verbietet, dass ein Klonembryo auf eine Frau übertragen wird, wird ihm jede Möglichkeit genommen sich zu einem möglicherweise geborenen Menschen zu entwickeln.

Auch äußert sich in der Rechtsprechung des Embryos *in vivo* eine zum ESchG konträre Auffassung. Hier gilt die Annahme der „gradualistischen Form der zweiten Position" (abgestuftes Schutzkonzept), wonach dem geborenen Leben gegenüber dem ungeborenen Leben eindeutig ein höherer Stellenwert eingeräumt wird. Aufgrund der offensichtlich vorliegenden Parallelen zwischen dem Embryo in vitro und in vivo, wäre es befriedigender, wenn einheitliche Schutzstandards in Bezug auf die gleichen Entwicklungsstufen entwickelt werden würden.

---

nuar 1998, in: DRZE (2000), a.a.O., S. 67-74: „The term human being ‚genetically identical' to another human being means a human being sharing with another the same nuclear gene set."

12 Vgl. § 3 Nr. 4 StZG: Embryo ist „bereits jede menschliche totipotente Zelle, die sich bei Vorliegen der dafür weiteren Voraussetzungen zu teilen und zu einem Individuum zu entwickeln vermag."

5.2 Bewertung zum Stammzellgesetz

Das Stammzellgesetz finde ich insoweit positiv, als das es Ausnahmen zum Importverbot von menschlichen ES-Zellen zulässt und damit der Forschung die Möglichkeit einräumt zu überprüfen, ob die in Tierexperimenten erzielten Forschungsergebnisse jedenfalls grundsätzlich auch auf menschliche Zellen übertragbar sind.

Die strafrechtlichen Regelungen bei der Beteiligung an der Gewinnung neuer Stammzelllinien im Ausland halte ich jedoch für zu streng. Dies trifft auf die einschlägigen Strafvorschriften des ESchG i.V.m. denen des StZG und dem § 9 Abs. 2 S. 2 StGB zu.

Wie bereits dargelegt macht sich nach § 2 Abs. 1 ESchG i.V.m. § 9 Abs. 2 S. 2 StGB strafbar, wer sich von Deutschland aus an der *Gewinnung* von ES-Zellen beteiligt (§§ 26, 27 StGB), selbst dann, wenn die Gewinnung, und damit der Verbrauch von Embryonen, in dem jeweiligen (Aus-)Land rechtmäßig ist. Im ursprünglichen Gesetzesentwurf des Stammzellgesetzes[13] hingegen war ein § 13 Abs. 3 StZG-E vorgesehen, der sicherstellen sollte, dass sich derjenige nicht strafbar macht, der sich von Deutschland aus an *Forschungs*arbeiten im Ausland mit dort bereits existierenden ES-Zellen beteiligt, die nach den Regelungen des StZG nicht importiert und verwendet werden dürfen.

Diese Einschränkung des Anwendungsbereichs des § 9 Abs. 2 StGB ist jedoch gestrichen wurden.[14] Die Konsequenz daraus ist die: Bestraft wird nun jede Anstiftung und Beihilfe zur *Verwendung* von ES-Zellen im Ausland, wenn sie aus dem Inland heraus erfolgte; auch, wenn die Verwendung von ES-Zellen in diesem Land nicht strafbar ist. Demzufolge braucht in der Praxis ein Institut, dass gemeinsam mit deutschen Wissenschaftlern *an ES-Zellen forschen will*, die Forscher allerdings *von Deutschland aus* kooperieren sollen, eine deutsche Genehmigung, auch wenn sich das Institut in einem Land befindet, in dem die Stammzellforschung legalisiert ist. Die gleiche Einrichtung braucht die Genehmigung allerdings dann nicht, wenn die deutschen

---

13 Vgl. Beschlussempfehlung und Bericht, BT-Drucksache 14/8846, S. 14.
14 Vgl. § 13 StZG, Stammzellgesetz vom 28. Juni 2002, BT-Drucksache 14/8394.

85

Forscher ins Ausland gingen um dort an dem Projekt mitzuarbeiten. Dieser erweiterte Schutz ist für mich eine absurde Regelung, die meiner Ansicht nach kaum überzeugend sein kann.[15] Gerade die vom StZG angestrebte vergleichende Forschung mit AS-Zellen und ES-Zellen setzt doch eine internationale Kooperation voraus. Um diese internationale Kooperation von deutschen Forschern nicht zu behindern, sollte im StZG daher wieder eine Regelung, wie sie der § 13 Abs. 3 StZG-E[16] vorsah, aufgenommen werden.

Eine Einfuhr zu Zwecken von Heilversuchen nicht zuzulassen, finde ich nicht überzeugend. Dieser Schluss ergibt sich für mich jedoch zumindest aus der Stichtagsregelung. Die vor dem 1. Januar 2002 gewonnenen Stammzellen sind nicht für Heilversuche verwendbar, da bei diesen Stammzellen aufgrund ihrer Verunreinigung ein erhöhtes Infektionsrisiko besteht.[17] Soll § 5 Nr. 1 StZG allerdings so gelesen und verstanden werden, wie einige Autoren meinen, dass er grundsätzlich neben der Grundlagenforschung auch den klinischen Einsatz von ES-Zellen erlauben wolle[18], muss man sich fragen, warum dennoch ein Stichtag gewählt wurde, der es faktisch gar nicht zulässt, dass in der Praxis eine therapeutische Anwendung möglich wird. Von einer Unkenntnis des Gesetzgebers über die Verunreinigung der Vorstichtagszelllinien kann im übrigen nicht ausgegangen werden, da sich zum Entwurf des StZG Sachverständige auch aus der Biologie äußern[19] konnten und diese auf diesen Sachverhalt noch einmal explizit hingewiesen haben. Insofern handelt es sich meines Erachtens um eine bewusste Festlegung.

Falls sich jedoch konkrete Therapiemöglichkeiten ergeben sollten und diese (auch unter medizinischen Gesichtspunkten vertretbar) im

---

15 Vgl. Begründung zu § 13 Abs. 3 StZG-E, BT-Drucksache 14/8846, a.a.O, S. 22.

16 Etwa: „§ 9 Abs. 2 S. 2 des Strafgesetzbuchs findet auf die Strafbarkeit nach den Absätzen 1 und 2 keine Anwendung."

17 Vgl. Friedrich, Bärbel, Öffentliche Anhörung zum Stammzellgesetz am 11. März 2002, BT-Drucksache (Protokoll) 14/62, S. 16.

18 Vgl. Wolfrum, Rüdiger, Tauziehen um Definitionen, in: Deutsches Ärzteblatt (2002), Jahrgang 99, Heft 12, Ausgabe A, S. 761.

19 Öffentliche Anhörung zum Stammzellgesetz am 11. März 2002 (Kurzprotokoll der Sitzung, BT-Drucksache (Protokoll) 14/62, a.a.O.).

Rahmen von Heilversuchen eingesetzt werden könnten, müßte erneut über eine Regelung des Importverbots debattiert und die kollidierenden Güter neu gegeneinander abgewogen werden. In den Vordergrund rücken dürfte dann vor allem das Heilungsinteresse kranker Menschen (dem selbst die Begründung zum StZG einen hohen Stellenwert einräumt)[20]. Diesem Interesse werden dann nicht mehr nur „unerreichbare" Ziele, sondern realistische Möglichkeiten zu Grunde liegen. Ein Ergebnis das Grundlagenforschung erlaubt, die Therapie hingegen ablehnt, könnte spätestens im Falle konkreter Einsatzmöglichkeiten, meiner Ansicht nach, nicht sachgerecht sein.

Aus diesem Grund empfinde ich auch die starre Stichtagsregelung in § 4 Abs. 1 Nr. 2 a StZG als nicht gelungen. Damit wurde dem Gesetz von vornherein ein Ablaufdatum gegeben. Praktikabler wäre hier, wie ich finde, ein flexibler Stichtag gewesen, der sich am Datum des Forschungsantrages auf den Import orientiert (vgl. 2.1.2). So könnten keimfreie Stammzelllinien für die Therapie genutzt werden und es würde dennoch nicht zu einem, durch Deutschland veranlassten, Verbrauch von („überzähligen") Embryonen kommen.

Durch das jetzige Stammzellgesetz wird die Forschung an humanen ES-Zellen in Deutschland wesentlich eingeschränkt und somit können möglicherweise Heilungschancen für Schwerstkranke nicht realisiert werden.

Vor allem sollte meiner Auffassung nach bedacht werden, dass sich die gegenwärtige Diskussion *ausschließlich* auf die Verwendung „überzähliger" Embryonen bezieht, also um die Gewinnung von Stammzellen aus Embryonen die nicht mehr implantiert werden können und die nach geltendem deutschen Recht legal abgetötet werden dürfen.

Für mich stellt sich die Frage, ob das gleiche Ergebnis „Tötung eines Embryos" schon allein deshalb gegen die Menschenwürde des Embryos verstößt, weil er nicht „nur" getötet wird, sondern „auch noch" für hochrangige Forschungszwecke genutzt wird, mit der Absicht Therapien zur Behandlung bislang unheilbarer Krankheiten zu entwickeln um (tod-)kranken Menschen die Lebensqualität und die

---

20   Vgl. BT-Drucksache 14/8394, S. 8.

Gesundheit wiederherstellen zu können.[21] Diese Frage verneine ich und schließe mich damit der überwiegenden Meinung der meisten europäischen Nachbarländer an (vgl. 2.2).

Wie aus den naturwissenschaftlichen Ausführungen (Kapitel 1) hervorgeht, verspricht die Forschung an humanen ES-Zellen grundlegende entwicklungsbiologische und medizinische Erkenntnisfortschritte, an die zunehmend auch Hoffnungen schwerstkranker Menschen auf die Entwicklung neuartiger Therapieverfahren geknüpft werden. Insgesamt bin ich der Auffassung, dass diese hochrangigen Ziele des Erkenntnisgewinns sowie der Heilung und Linderung von Krankheiten auch in ethischer Hinsicht als dringlich angesehen werden müssen, denn immerhin steht hier ebenso die Förderung des menschlichen (geborenen) Lebens selbst zur Diskussion, dem im Vergleich mit anderen Verfassungsgütern ein besonderer Rang eingeräumt werden sollte. Dabei ist jedoch zu beachten, dass auch hochrangige Ziele nicht *jedes* einsetzbare Mittel rechtfertigen können. Deshalb muss darüber hinaus nach der Vertretbarkeit der Mittel gefragt werden die eingesetzt werden sollen (vgl. Kapitel 3).

Derzeit existieren verschiedene Wege und Mittel die zur Erreichung hochrangiger Ziele führen können. Geforscht werden kann zumindest im Hinblick auf die technischen Möglichkeiten, wie in Kapitel 1 ausführlich dargestellt, an AS-Zellen bzw. neonatalen Stammzellen die aus einem erwachsenen Organismus bzw. der Nabelschnur gewonnen werden, an aus abgestorbenen Feten stammenden EG-Zellen oder an ES-Zellen die aus dem Blastozystenstadium von Embryonen stammen, die entweder „überzählig" sind oder eigens für die Forschung hergestellt wurden. Hinsichtlich der ethischen und rechtlichen Vertretbarkeit kommt es, wie erörtert, zu einer höchst unterschiedlichen Bewertung der unterschiedlichen Wege der Stammzellforschung.

Deshalb ergibt sich die Frage, ob und wenn ja, in welcher Abfolge die aufgezeigten alternativen Wege verfolgt werden sollen und können. Meines Erachtens, muss deshalb eine Abwägung zwischen den

---

21 Vgl. Taupitz, Jochen, a.a.O., A-Drucksache 14/574 e, S. 4.

zur Verfügung stehen Mitteln, hinsichtlich ihrer Geeignetheit, Erforderlichkeit und Verhältnismäßigkeit im engeren Sinne sowie dem angestrebten Ziel vorgenommen werden. Bei gleicher Geeignetheit und Erforderlichkeit sollte grundsätzlich die Alternative gewählt werden, die keine oder nur geringe ethische Probleme aufweist.

Im Bereich der Stammzellforschung sollte demzufolge zunächst an AS-Zellen oder neonatalen Stammzellen geforscht werden. Für den Fall, dass sich diese beiden Mittel als unzureichend für den angestrebten Erkenntnisgewinn herausstellen sollten, erscheint mir die Verwendung von EG-Zellen als angemessen. Erst wenn selbst die EG-Zellen den gewünschten Fortschritt oder notwendigen Therapieerfolg nicht gewährleisten können, sollte in den Fällen, in denen hochrangige Ziele (z.b. für die mögliche Entwicklung einer neuen Zelltherapie) nachgewiesen werden können, über die Forschung an ES-Zellen, die aus „überzähligen" Embryonen stammen, nachgedacht und im begründeten Fall auch genehmigt werden.

Während meiner Meinung nach Ziele der Grundlagenforschung und der Zelltherapie grundsätzlich unterstützt werden sollten, spreche ich mich ganz klar gegen die Ziele der Fortpflanzungsmedizin aus, die insoweit erwägen diverse Möglichkeiten im Rahmen des reproduktiven Klonens praktisch umzusetzen. Daher sind die auf internationaler Ebene bestehenden ausnahmslosen Verbote auch meiner Ansicht nach mit Nachdruck zu befürworten. Gerade unter Beachtung der Tatsache, dass mehrere Forscher bereits die erfolgreiche bzw. in naher Zukunft anstehende Klonierung eines Menschen in Aussicht gestellt haben (vgl. 1.3), begründet für mich die dringende Verantwortung, nicht nur Deutschlands, sondern auch auf gemeinschaftlicher internationaler Ebene verbindliche Regelungen anzustreben.

Glossar

Abort Fehlgeburt, Ausstoßung der Frucht innerhalb der ersten 28 Wochen der Entwicklung

assistierte Reproduktion Sammelbezeichnung für alle ärztlichen Behandlungen und Verfahren wie beispielsweise die chirurgische Gewinnung von Eizellen aus den Eierstöcken einer Frau oder verschiedene Verfahren der instrumentellen Befruchtung von Eizellen, die mit dem Ziel der Erfüllung des Kinderwunsches eines Paares durch medizinische Hilfen und Techniken durchgeführt werden (homologe und heterologe *Insemination, intracytoplasmatische Spermieninjektion*)

Befruchtung der über eine Reihe von Zwischenstufen verlaufende Prozeß der Vereinigung einer Eizelle mit einer Samenzelle zu einer befruchteten Eizelle (*Zygote*), vom ersten Kontakt des Spermiums mit der Hülle (zona pellucida) der Eizelle bis zur abgeschlossenen Vereinigung der Chromosomen der Eizelle und der Samenzelle zu einem neuen, individuellen Genom. Die Chromosomen des neuen Genoms liegen in doppelter Ausführung vor (Chromosomenpaare)

Blastomeren durch Furchung der *Zygote* entstehende Zellen

Blastozyste frühes embryonales Entwicklungsstadium, beim Menschen etwa am vierten bis sechsten Tag nach der Befruchtung, bestehend aus ca. 100 bis 200 Zellen. Die äußere Zellschicht (Trophoblast) ist später an der Bildung der Plazenta beteiligt, die innere Zellmasse (*Embryoblast*) besteht aus Vorläuferzellen für den späteren *Embryo*

Chimäre nicht einheitlich gebrauchter Begriff. Ein Individuum, das aus genetisch verschiedenen Geweben zusammengesetzt ist. Im

XI

weiteren Sinne auch Individuen aus artverschiedenen Geweben (z.B. Schiege aus Schaf und Ziege). Wird z.B. durch Injektion einer oder mehrerer fremder Zellen in die Blastozyste hergestellt, entsteht strenggenommen aber auch bei einer Organtransplantation

Chromosomen aus *DNA* und Proteinen aufgebaute Bestandteile innerhalb eines *Zellkerns,* welche die Erbinformation enthalten und die bei Zellteilungsvorgängen mikroskopisch sichtbar aggregieren. Die Anzahl und Gestalt der Chromosomen ist artspezifisch. Beim Menschen enthält jede Körperzelle 23 Chromosomenpaare: 22 Paare von Autosomen, ein Paar Geschlechtschromosomen (*diploider* Chromosomensatz); jede *Keimzelle* enthält die Chromosomen nur einmal (*haploider* Chromosomensatz)

Cytoplasma Inhalt einer Zelle mit Ausnahme des *Zellkerns.* Cytoplasma besteht aus einem gallertartigen bis flüssigen Medium und aus zahlreichen Zellorganellen sowie einem filamentösen Netzwerk, dem Cytoskelett. Die meisten essentiellen Zellfunktionen und Stoffwechselvorgänge finden im Cytoplasma statt. Dieses ist zum *Zellkern* durch die Kernmembran, zur Außenwelt durch die Zellmembran abgegrenzt

deterministisch streng gesetzmäßig; man nennt ein System oder allgemein ein Verhalten deterministisch, wenn aus seinem aktuellen Zustand das zukünftige Verhalten strikt folgt

Differenzierung Differenzierung ist der Prozeß der Entwicklung der einfachen Zellen des Embryonalstadiums zu hochspezialisierten, auf ihre jeweilige spezielle Funktion ausgerichteten Zellen im adulten Organismus. In sich differenzierenden Zellen werden unterschiedliche Gene aktiviert bzw. inaktiviert. Dabei hat zwar von Ausnahmen abgesehen weiterhin jede Zelle die gesamte genetische Information, genauso wie die ursprüngliche befruchtete Eizelle, sie kann aber nur einen Teil dieser Information abrufen. Eine ausdifferenzierte Zelle steht am Ende eine

Reihe von Differenzierungsschritten. Differenzierte Zellen unterscheiden sich in ihrer Morphologie und Funktion erheblich voneinander und von ihren Ausgangszellen

diploid Bezeichnung für einen Chromosomensatz, in dem jedes Chromosom zweifach vorhanden ist. Somatische Zellen weisen im Unterschied zu *Keimzellen* des Menschen einen diploiden Chromosomensatz auf (*haploid*)

DNA aus Nukleotiden bestehendes, in Form von spiralförmig um die eigene Achse gewundenen Ketten (Doppelhelix) angeordnetes Molekül, das die genetische Information eines Organismus trägt (dt.: Desoxyribonukleinsäure, DNS)

DNA-Analysen molekulargenetische Untersuchungen, Methoden zur Feststellung der Strukturen einzelner *Gene*

dominant hier: dominant vererbte Merkmale prägen sich phänotypisch (*Phänotyp*), anders als *rezessiv* vererbte Merkmale, auch dann aus, wenn sie nur von einem Elternteil vererbt wurden

Down-Syndrom numerische Chromosomenstörung, bei der das Chromosom 21 drei- statt zweimal vorliegt (Trisomie 21) und die zu körperlichen Auffälligkeiten und mittelgradigen, selten schweren Einschränkungen der geistigen Fähigkeiten führt

EG-Zellen (embryonic germ cells) pluripotente *Stammzellen*, die aus primordialen *Keimzellen* toter *Feten* erhalten werden können

Embryo Uneinheitlich gebrauchter Begriff. In der vorliegenden Arbeit: Alle Entwicklungsstadien einer befruchteten, entwicklungsfähigen Eizelle ab der befruchteten Eizelle (Zygote) bis zum Abschluß der 9. Entwicklungswoche (*Zygote, Blastozyste*). Danach wird der Embryo als Fetus bezeichnet. Auch nach § 8 des Embryonenschutzgesetzes (ESchG) gilt als Embryo bereits die befruchtete, entwicklungsfähige Eizelle vom Zeitpunkt der Kernverschmelzung an. Im medizinischen Sprachgebrauch wird als

Embryo dagegen häufig die Frucht in der Gebärmutter während der Zeit der Organentwicklung bezeichnet, d.h. etwa vom Zeitpunkt der *Nidation* in die Gebärmutterschleimhaut bis zum Ende des dritten Schwangerschaftsmonats. Im Anschluss an die Organentwicklung wird bis zum Ende der Schwangerschaft vom *Fetus* gesprochen.

Embryoblast innere Zellmasse (inner cell mass, ICM) der Blastozyste, aus der sich der *Fetus* entwickelt; die Zellen dieser inneren Zellmasse sind pluripotent

Embyronenadoption auch *Embryotransfer* genannt

Embyryonensplitting Verfahren der künstlichen Mehrlingsbildung, bei dem der Embryo im Zweizell- bis zum *Blastozysten*stadium durch mechanische Trennung des Zellverbandes in zwei, höchstens vier Teile aufgeteilt wird

Embryotransfer Übertragung eines *in vitro Embryos* in die Gebärmutter einer Frau

enukleierte Eizelle Eizelle nach Entfernung des *Zellkerns*

ES-Zellen (embryonic stem cells) pluripotente *Stammzellen* der inneren Zellmasse der Blastozyste

extrakorporal außerhalb des Körpers verlaufend bzw. stattfindend (*intrakorporal*)

Fertilisation auch *Befruchtung* genannt

fetale Stammzellen auch als *primordiale* Stammzellen bezeichnet, Anlagen der *Keimzellen*, Zellen, aus denen über eine Reihe von Entwicklungsstadien die *Keimzellen* entstehen. Primordiale Keimzellen haben im Gegensatz zu reifen *Keimzellen* die *Chromosomen*zahl einer *Körperzelle*, den doppelten *Chromosomen*satz. Sie unterscheiden sich von adulten und embryonalen *Stammzellen* durch Art und Ausmaß des *DNA*-Methylierungsmusters, das für die Regulation der Genaktivität von Bedeutung ist

Fetus auch: Foetus, Fötus. Nach deutschem Recht gilt die Frucht nach Abschluß der Einnistung in den Uterus als Fetus. Im medizinischen Sprachgebrauch die Leibesfrucht nach Abschluss der Organentwicklung (ab 9. Entwicklungswoche) (*Embryo*)

Gameten männliche oder weibliche Geschlechtszellen (*Keimzellen*)

Gen funktionelle Grundeinheit des Erbgutes (*Genom*). Als Abfolge von Nukleotiden an einer bestimmten Stelle des *Chromosoms* enthält das Gen die Information zur Bildung von Aminosäuren

genetischer Determinismus die eindeutige Festlegung des *Phänotyps* durch den *Genotyp* (*deterministisch*)

Genom Erbgut; Gesamtheit aller genetischen Informationen einer Zelle oder eines Organismus

Genomanalyse Untersuchungen auf verschiedenen Ebenen (*Phänotyp*-Analysen, proteinchemische Analysen, zytogenetische Untersuchungen, *DNA-Analysen*), die unmittelbar darauf abzielen, Aufschluss über die genetische Ausstattung eines Lebewesens zu erhalten

Genotyp Sammelbegriff für alle in den Genen eines Organismus festgelegten Erbinformationen, die sich im *Phänotyp* manifestieren können

Gentherapie Behandlungsmethode von Erkrankungen, die mittels Eingriffen in die genetische Information der betroffenen Zellen erfolgt. Im Unterschied zu Eingriffen in die *Keimbahn* sind genetische Veränderungen, die sich auf Körperzellen beziehen, nicht vererbbar (*somatische G.*). Die Gentherapie befindet sich noch im experimentellen Stadium; klinische Standardanwendungen gibt es noch nicht

Gewebe ein Verbund von differenzierten Zellen, die eine spezielle gemeinsame Funktion erfüllen

haploid Bezeichnung für einen *Chromosomensatz*, in dem jedes Chromosom nur einmal vorhanden ist. Die *Keimzellen* des Menschen weisen im Unterschied zu somatischen Zellen einen haploiden Chromosomensatz auf (*diploid*)

heterolog abweichend, nicht übereinstimmend; im Kontext der Reproduktionsmedizin spricht man von einer heterologen *Insemination*, wenn das Paar, von dem die *Keimzellen* stammen, nicht verheiratet ist bzw. nicht in einer eheähnlichen Gemeinschaft lebt (*homolog*)

heterozygot mischerbig für ein bestimmtes Gen, d.h. die beiden Allele eines Gens sind nicht identisch

homolog allgemein: übereinstimmend; im Kontext der Reproduktionsmedizin spricht man von einer homologen *Insemination*, wenn das Paar, von dem die *Keimzellen* stammen, verheiratet ist bzw. in einer eheähnlichen Gemeinschaft lebt (*heterolog*)

homozygot reinerbig für ein bestimmtes Gen, d.h. die beiden Allele eines Gens sind identisch

Insemination „Befruchtung"; unter Insemination versteht man das instrumentelle Einbringen von Sperma in den weiblichen Genitaltrakt möglichst zum Termin der Ovulation, um es einer Anzahl befruchtungsfähiger Spermien zu ermöglichen zur Eizelle zu gelangen. Unterscheiden kann man zwischen der *homologen* Insemination (Befruchtung mit Samen eines Mannes, der mit der Frau verheiratet ist bzw. mit dieser in einer eheähnlichen Gemeinschaft lebt) und der *heterologen* Insemination (Befruchtung mit Spendersamen)

Intracytoplasmatische Spermieninjektion (ICSI) Verfahren der *assistierten Reproduktion* bei dem eine Eizelle durch Injektion einer einzelnen Samenzelle befruchtet wird

intrakorporal innerhalb des Körpers (*extrakorporal*)

in vitro im Glas (Reagenzglas etc.) außerhalb des lebenden Organismus bzw. außerhalb des Körpers, im Labor (*in vivo*)

In-vitro-Fertilisation (IVF) *extrakorporale* Befruchtung, Vereinigung von Ei- und Samenzelle außerhalb des Körpers (*in vitro*); die In-vitro-Fertilisation gehört zu den etablierten Verfahren der *assistierten Reproduktion*

in vivo im lebenden Organismus, innerhalb des Körpers (*in vitro*)

Juveniler Diabetes im Jugendalter aufgrund gestörter Insulinausschüttung auftretende genetisch prädisponierte Form des Diabetes mellitus (Diabetes Typ I, Zuckerkrankheit)

Keimbahn alle Zellen, die in einer Zelllinie von der befruchteten Eizelle bis zu den *Keimzellen* des aus ihr hervorgegangenen Lebewesens führen, sowie die Eizelle vom Einbringen oder Eindringen der Samenzelle an bis zu der mit der Kernverschmelzung abgeschlossenen Befruchtung

Keimzellen Geschlechtszellen eines Organismus, Eizellen und Samenzellen (*Gameten*); reife Keimzellen enthalten die *Chromosomen* in einfacher Kopie (*haploider* Chromosomensatz), nach Verschmelzung zweier Keimzellen (Eizelle und Samenzelle) ist wieder der doppelte (*diploide*) Chromosomensatz erreicht

Kerngenom die *DNA* des *Zellkerns*

Kertransfer auch *Zellkerntransfer* genannt

Klon griech.: ein aus ungeschlechtlicher Vermehrung hervorgegangenes Individuum, das mit dem Ursprungsindividuum genetisch identisch ist

Klonierung, Klonen Kopieren und identisches Vermehren; wird im Zusammenhang mit Molekülen, Zellen, *Geweben*, Pflanzen (Ableger), Tieren und Menschen verwendet

XVII

Körperzelle jede Zelle eines *Embryos, Fetus* oder geborenen Menschen, die nicht dazu bestimmt ist, sich zu einer *Keimzelle* zu entwickeln. Alle Körperzellen enthalten die *Chromosomen* eines Menschen in doppelter Ausfertigung und verfügen i.d.R. über die gleichen *genetischen* Daten

Kryokonservierung Verfahren zur Konservierung von befruchteten Eizellen im Vorkernstadium bzw. von *Embryonen* (in Deutschland nur in Ausnahmefällen zulässig), aber auch von Eizellen, Spermien, Hodengewebe, Eierstockgewebe, Spermatogonien, *Stammzellen* etc. Die Kryokonservierung erfolgt durch Abkühlen unter Zusatz von speziellen Gefrier- und Nährlösungen. Danach können die Zellen oder *Gewebe* bei -196°C in speziellen Tanks, die mit Stickstoff gefüllt sind, über längere Zeiträume gelagert werden.

künstliche Befruchtung *In-vitro-Fertilisation*

letal zum Tode führend, tödlich

mitochondriale DNA innerhalb der *Mitochondrien* befindliche ringförmige, eigenständige *DNA*, die einem maternalen Erbgang unterliegt

Mitochondrien Zellorganellen, die sich im Zytoplasma einer Zelle befinden und eine eigenes kleines *Genom* besitzen (beim Menschen 13 Gene). Mitochonrien sind wesentlich für die Energiebereitstellung der Zelle veranwortlich („Kraftwerke" der Zelle)

Morula embryonales Entwicklungsstadium, in dem die einzelnen *Blastomeren* nicht mehr erkennbar sind, sondern als geschlossener Zellverband erscheinen

Muskeldystrophie Typ Duchenne häufige, geschlechtsgebundene Erbkrankheit, für die ein defektes *Gen* auf dem X-Chromosom (*Chromosom*) ursächlich ist und die in der Regel nur bei Jungen auftritt. Der Verlauf der nicht therapierbaren Erkrankung ist schwer. Sie geht mit zunehmender Muskelschwäche, mit Muskelschwund und einer stark verkürzten Lebenserwartung einher

Mutation spontane oder durch Umwelteinflüsse hervorgerufene oder durch Eingriff gezielt herbeigeführte Veränderung der *DNA*-Sequenz

Nabelschnurblut bei der Abnabelung in der Nabelschnur verbleibendes Restblut, das *neonatale* Stammzellen enthält

neonatal das Neugeborene betreffend

Nidation Einnistung der *Blastozyste* in die Gebärmutterschleimhaut, beim Menschen ca. am zwölften Tag nach der Empfängnis abgeschlossen

Phänotyp äußere Ausprägung eines Merkmals, das durch die Wechselwirkung zwischen der genetischen Information (*Genotyp*) und Umwelteinflüssen entsteht

Phenylketunorie seltene erbliche Stoffwechselerkrankung, bei der ein Gendefekt den vollständigen Abbau der Aminosäure Phenylalanin verhindert, was zu schweren geistigen Entwicklungsstörungen führen kann. Die Entwicklung der Symptome kann durch eine spezielle Diät verhindert werden

Plazenta zum überwiegenden Teil aus fetalem und zum kleineren Teil aus mütterlichen Zellen bestehender Mutterkuchen, der die Ernährung des Feten (Austausch von Stoffwechselprodukten und Gasen) und die Produktion von verschiedenen Hormonen übernimmt; wird nach der Geburt ausgestoßen (Nachgeburt)

Pluripotenz Entwicklungspotenzial einer Zelle oder eines *Gewebes*, sich unter geeigneten Bedingungen in mehr als einen Zell- oder Gewebetyp differenzieren zu können, jedoch nicht in ein ganzes Individuum (*Totipotenz*)

postmortal nach dem Tod auftretend

Präimplantationsdiagnostik (PID) nach einer *In-vitro-Fertilisation* und vor einer möglichen Implantation in die Gebärmutter einer Frau erfolgende, gezielte genetische Diagnostik an einzelnen embryonalen Zellen (*Embryo*)

pränatal vorgeburtlich

primordiale Keimzelle auch als *fetale Stammzellen* bezeichnet, Anlagen der *Keimzellen*, Zellen, aus denen über eine Reihe von Entwicklungsstadien die *Keimzellen* entstehen. Primordiale Keimzellen haben im Gegensatz zu reifen *Keimzellen* die *Chromosomenzahl* einer *Körperzelle*, den doppelten *Chromosom*ensatz. Sie unterscheiden sich von adulten und embryonalen *Stammzellen* durch Art und Ausmaß des *DNA*-Methylierungsmusters, das für die Regulation der Genaktivität von Bedeutung ist

Proliferation Vermehrung

Reliabilität Zuverlässigkeit eines Forschungsresultats, eines Messinstruments oder einer Studie

reproduktives Klonen Verfahren der künstlichen Mehrlingsbildung, bei dem, im Unterschied zum *therapeutischen Klonen*, die Geburt eines genidentischen Indidividuum beabsichtigt ist

Reprogrammierung Umkehrung der *Differenzierung*. Eine Reprogrammierung des *Zellkerns* einer ausdifferenzierten *Körperzelle* auf das noch völlig undifferenzierte Niveau einer befruchteten Eizelle wurde durch Vereinigung einer *Körperzelle* (bzw. deren *Zellkern*) mit einer entkernten Eizelle im Falle von Schafen, Mäusen, Rindern, Schwein und Ziege erreicht (Dolly-Klonierungsmethode). Der Mechanismus dieses Vorgangs ist noch ungeklärt

rezessiv Merkmale die sich, im Unterschied zu *dominant* vererbten Merkmalen, nur dann phänotypisch ausprägen, wenn das Merkmal von beiden Elternteilen vererbt wurde

Stammzelle jede Zelle, die die Fähigkeit besitzt, sich selbst durch Zellteilung zu reproduzieren, und die sich selbst bzw. deren Tochterzellen sich zu Zellen unterschiedlicher Spezialisierung entwickeln können (*Differenzierung*)

Stammzelllinie Stammzellen, die in spezifischen Nährmedien über längere Zeiträume kultiviert werden können und sich durch bestimmte Merkmale und Zellfunktionen auszeichnen

somatisch den Körper betreffend

therapeutisches Klonen Verfahren der künstlichen Mehrlingsbildung, das auf die Phase *in vitro* beschränkt bleibt und insbesondere zur Gewinnung genetisch identischen Zell- oder Geweberesatzes eingesetzt werden könnte

Totipotenz In der klassischen Embryologie: Fähigkeit einer Zelle, sich nach Transfer in den Uterus einer Frau zu einem ganzen Individuum zu entwickeln. Pluripotente Zellen dagegen können sich im Sinne der klassischen Embryologie zu zahlreichen Zellen, *Geweben* oder Organen entwickeln, jedoch nicht zu einem ganzen Individuum.
Im Embryonenschutzgesetz (§ 8 EschG) wird Totipotenz als Fähigkeit zur Ganzheitsbildung definiert.

Toxitätsprüfung Überprüfung der Giftigkeit einer Substanz, zum Beispiel im Tierversuch, Humanversuch oder an Zellkulturen

Transdifferenzierung Entwicklung von Zellen aus einer Linie in eine andere (z.B. Zellen der hämatopoetischen Linie in Nerven- oder Leberzellen)

Validität das Maß der Gültigkeit eines Forschungsresultats, eines Messinstruments oder einer Studie

Vorläuferzellen Zelle, aus der über eine Reihe von Entwicklungsstadien ein bestimmter Zelltyp entsteht

Zellkern Teil der Zelle, der die *Chromosomen* und damit nahezu die gesamte Erbinformation eines Menschen enthält (ein kleiner Teil der Erbinformation ist in den Mitochondrien gespeichert). Der Zellkern ist durch die Kernmembran von dem ihn umgebenden *Cytoplasma* abgegrenzt

Zellkerntransfer eine Technik, mit deren Hilfe ein *Zellkern* einer *Körper-* oder *Keimzelle* in eine Zelle übertragen wird, deren *Zellkern* zuvor entfernt wurde. Die *DNA* des transplantierten *Zellkerns* dirigiert dann die weitere Entwicklung der Empfänger-Zelle

Zygote befruchtete Eizelle als Produkt der Verschmelzung der Zellkerne von Ei- und Samenzelle, Ausgangszelle der embryonalen Entwicklung (*Embryo*)

Anhang

Anlage 1

White House Fact Sheet Embryonic Stem Cell Research

August 9, 2001

„As a result of private research, more than 60 genetically diverse stem cell lines already exist." I have concluded
that we should allow federal funds to be used for research
on these existing stem cell lines „where the life and death
decision has already been made." This allows us to explore the promise and potential of stem cell research „without
crossing a fundamental moral line by providing taxpayer
funding that would sanction or encourage further destruction of human embryos that have at least the potential for
life."

– George W. Bush

• Federal funding of research using existing embryonic stem cell
  lines is consistent with the President's belief in the fundamental
  value and sanctity of human life. The President's decision re-
  flects his fundamental commitment to preserving the value and
  sanctity of human life and his desire to promote vital medical
  research. The President's decision will permit federal funding
  of research using the more than 60 existing stem cell lines that
  have already been derived, but will not sanction or encourage the destruction of additional human embryos. The embryos
  from which the existing stem cell lines were created have already been destroyed and no longer have the possibility of further

development as human beings. Federal funding of medical research on these existing stem cell lines will promote the sanctity of life „without undermining it" and will allow scientists to explore the potential of this research to benefit the lives of millions of people who suffer from life destroying diseases.

- Federal funds will only be used for research on existing stem cell lines that were derived: (1) with the informed consent of the donors; (2) from excess embryos created solely for reproductive purposes; and (3) without any financial inducements to the donors. In order to ensure that federal funds are used to support only stem cell research that is scientifically sound, legal, and ethical, the NIH will examine the derivation of all existing stem cell lines and create a registry of those lines that satisfy this criteria. More than 60 existing stem cell lines from genetically diverse populations around the world are expected to be available for federally-funded research.

- No federal funds will be used for: (1) the derivation or use of stem cell lines derived from newly destroyed embryos; (2) the creation of any human embryos for research purposes; or (3) the cloning of human embryos for any purpose. Today's decision relates only to the use of federal funds for research on existing stem cell lines derived in accordance with the criteria set forth above.

- The President will create a new President's Council on Bioethics, chaired by Dr. Leon Kass, an expert in biomedical ethics and a professor at the University of Chicago, to study the human and moral ramifications of developments in biomedical and behavioral science and technology. The Council will study such issues as embryo and stem cell research, assisted reproduction, cloning, genetic screening, gene therapy, euthanasia, psychoactive drugs, and brain implants.

BACKGROUND

- Embryonic stem cells. Embryonic stem cells, which come from the inner cell mass of a human embryo, have the potential to develop into all or nearly all of the tissues in the body. The scientific term for this characteristic is „pluripotentiality."

- Adult stem cells. Adult stem cells are unspecialized, can renew themselves, and can become specialized to yield all of the cell types of the tissue from which they originate. Although scientists believe that some adult stem cells from one tissue can develop into cells of another tissue, no adult stem cell has been shown in culture to be pluripotent.

- The potential of embryonic stem cell research. Many scientists believe that embryonic stem cell research may eventually lead to therapies that could be used to treat diseases that afflict approximately 128 million Americans. Treatments may include replacing destroyed dopamine-secreting neurons in a Parkinson's patient's brain; transplanting insulin-producing pancreatic beta cells in diabetic patients; and infusing cardiac muscle cells in a heart damaged by myocardial infarction. Embryonic stem cells may also be used to understand basic biology and to evaluate the safety and efficacy of new medicines.

- The creation of embryonic stem cells. To create embryonic stem cells for research, a „stem cell line" must be created from the inner cell mass of a week-old embryo. If they are cultured properly, embryonic stem cells can grow and divide indefinitely. A stem cell line is a mass of cells descended from the original, sharing its genetic characteristics. Batches of cells can then be separated from the cell line and distributed to researchers.

- The origin of embryonic stem cells. Embryonic stem cells are derived from excess embryos created in the course of infertility treatment. As a result of standard in vitro fertilization practices, many excess human embryos are created. Participants in IVF treatment must ultimately decide the disposition of these excess embryos, and many individuals have donated their excess embryos for research purposes.

- Existing stem cell lines. There are currently more than 60 existing different human embryonic stem cell lines that have been developed from excess embryos created for in vitro fertilization with the consent of the donors and without financial inducement. These existing lines are used in approximately one dozen laboratories around the world (in the United States, Australia, India, Israel, and Sweden).

- Therapies from adult and embryonic stem cell research. To date, adult stem cell research, which is federally-funded, has resulted in the development of a variety of therapeutic treatments for diseases. Although embryonic stem cell research has not yet produced similar results, many scientists believe embryonic stem cell research holds promise over time because of the capacity of embryonic stem cells to develop into any tissue in the human body.

Adulte Stammzellen aus Knochenmark machen embryonalen Stammzellen Konkurrenz

25.06.2002 USA

Stammzellen aus dem Knochenmark können sich zu fast allen Gewebearten des Körpers wie Nerven-, Muskel- oder Leberzellen entwickeln. Diese im Tierversuch gefunden Ergebnisse beschreibt ein US-Forscherteam um Catherine Verfaillie von der Universität Minnesota in einer Online-Vorabveröffentlichung des Fachjournals „Nature" (DOI: 10.1038 / nature 00870). Bis Ende 2001 waren Wissenschaftler davon ausgegangen, dass nur embryonale Stammzellen diese Vielseitigkeit besitzen. Das Team ist davon überzeugt, dass die Zellen aus dem Knochenmark bei der Entwicklung von Therapien eine ethisch unbedenkliche Alternative zu den embryonalen Stammzellen darstellen.

Allerdings, so schränken die Forscher ein, seien noch viele Tests nötig, um das Potenzial dieser so genannten multipotenten adulten Vorläuferzellen (multipotent adult progenitor cells/MAPC) aus dem Knochenmark genau zu untersuchen. In ihrer Studie isolierten sie die Knochenmarkszellen von Mäusen und Ratten. Laborversuche zeigten, dass sich einige der so gewonnenen Zellen unbegrenzt teilen - sie wachsen, ohne zu altern. Dabei wurden bis 100 Zellteilungen erreicht, ohne dass sich die Telomere verkürzten. Des Weiteren injizierten die Wissenschaftler die Zellen aus Mäusen in Mäuseembryos. Das Team wies nach, dass sich die adulten Stammzellen aus dem Knochenmark in die meisten - wenn nicht gar alle - Gewebearten der Maus entwickelten. Damit setzt das Team um Catherine Verfaillie ihre beeindruckenden Forschungsresultate mit adulten Stammzellen aus Knochenmark fort. Die MAPCs ließen sich aus Knochenmark vom Patienten isolieren, in-vitro vermehren und dann direkt oder in modifizierter Form dem selben Patienten zurücktransplantieren. Im Gegensatz zu embryonalen Stammzellen ergäbe dies keine Abstoßungsreaktionen und auch die Gefahr von Tumorbildungen ist bei dieser Methode gemäß den Ergebnissen von Verfaillie et al. nicht vorhanden.

Die Fachzeitschrift Nature hat zur Zeit eine Sammlung ihrer Artikel zusammengestellt, die kostenlos im Volltext zugänglich ist.(Juni 2002)

Anlage 3

Übersicht zur Beteiligung an der Befragung

In der nachfolgend dargestellten Tabelle sind die Anzahl der Fragebögen nach den verschiedenen Ländern aufgeschlüsselt.

Buchstabe	Land	Anzahl der Fragebögen
a	Deutschland	93
b	China	31
c	Kanada	19
d	USA	14
e	Japan	8
f	England	9
g	Tschechien, Slowakei	3
h	Schweiz	3
i	Italien, Griechenland	2
j	Singapur	3
k	Australien	3
l	Bulgarien, Rumänien	2
m	Estland	1
n	Ukraine	1
o	Polen	1
p	Niederlande	1
q	Marokko, Iran, Algerien	3
r	Mexiko	1
s	Sri-Lanka	1
t	Kolumbien	1
u	Frankreich	7
v	Irland	13
w	Spanien	4
x	Kasachstan	3
y	Rußland	3
	$\sum$	230

Anlage 4

Alter:

15 – 19 Jahre   20 – 35 Jahre   älter als 35 Jahre

☐   ☐   ☐

Geschlecht:

Männlich ☐ oder Weiblich ☐

Ausbildung/Beruf:

Schüler ☐   abgeschlossene(s) ☐
                Ausbildung/Studium

Student ☐   Rentner   ☐

1.Quiz zur Genetik

Bitte antworte(n) (Sie) die folgenden Aussagen, die eng mit genetischen Fragenstellungen zusammenhängen, mit *WAHR* oder *FALSCH*.

	WAHR	FALSCH
▪ Das Klonen von Menschen bringt völlig identische Nachkommen hervor.	☐	☐
▪ Die Gene des Vaters bestimmen, ob das Kind ein Mädchen wird.	☐	☐
▪ Das Down Syndrom kann in den ersten Monaten der Schwangerschaft festgestellt werden.	☐	☐
▪ Genetisch veränderte Tiere sind immer größer als normale Tiere.	☐	☐
▪ Mehr als die Hälfte der Gene eines Menschen sind identisch mit denen eines Schimpansen.	☐	☐
▪ Kriminelle Tendenzen sind hauptsächlich genetisch vererbt.	☐	☐
▪ Musikalische Fähigkeiten werden vorrangig erworben.	☐	☐

Seite 2

XXXI

2. Sind diese Vorhaben nützlich, riskant, moralisch akzeptabel?

Bitte beantworte(n) (Sie) die angeführten Aussagen und entscheide(n) Sie sich/Dich bitte für eine der folgenden Möglichkeiten:

„stimmt voll" oder *„stimmt überwiegend"* oder *„stimmt überwiegend nicht"* oder *„stimmt nicht"*

Sind diese Vorhaben NÜTZLICH?

	stimmt voll	*stimmt überwie- gend*	*stimmt überwieg end nicht*	*stimmt nicht*
• Menschliche(s) Stammzellen/Gewebe zu klonen, um sie einem Patienten an Stelle defekter Zellen einzusetzen.				
• Nutzen von Gentests um Krankheiten zu entdecken, die man von den Eltern geerbt hat.				

Sind diese Vorhaben RISKANT?

	stimmt voll	*stimmt überwie- gend*	*stimmt überwieg end nicht*	*stimmt nicht*
• Menschliche(s) Stammzellen/Gewebe zu klonen, um sie einem Patienten an Stelle defekter Zellen einzusetzen.				
• Nutzen von Gentests um Krankheiten zu entdecken, die man von den Eltern geerbt hat.				

Sind diese Vorhaben MORALISCH AKZEPTABEL?

	stimmt voll	*stimmt überwie- gend*	*stimmt überwieg end nicht*	*stimmt nicht*
• Menschliche(s) Stammzellen/Gewebe zu klonen, um sie einem Patienten an Stelle defekter Zellen einzusetzen				
• Nutzen von Gentests um Krankheiten zu entdecken, die man von den Eltern geerbt hat.				

Sollten diese Vorhaben UNTERSTÜTZT werden?

	stimmt voll	stimmt überwiegend	stimmt überwiegend nicht	stimmt nicht
• Menschliche(s) Stammzellen/Gewebe zu klonen, um sie einem Patienten an Stelle defekter Zellen einzusetzen				
• Nutzen von Gentests um Krankheiten zu entdecken, die man von den Eltern geerbt hat.				

3. In welchem Umfang sind folgende Aspekte des Klonens akzeptabel?

Bitte antworte(n) (Sie) auf die folgenden Aussagen und nutze(n) (Sie) dabei eine dieser Möglichkeiten:

„stimmt voll" oder *„stimmt überwiegend"* oder *„stimmt überwiegend nicht"* oder *„stimmt nicht"*

	stimmt voll	stimmt überwiegend	stimmt überwiegend nicht	stimmt nicht
• Viele Leute werden vom Klonen von Menschen profitieren.				
• Die Entscheidungsfindung im Hinblick auf das Klonen von Menschen ist so kompliziert, dass es Zeitverschwendung wäre die Öffentlichkeit einzubeziehen.				
• Das Klonen von Menschen bedroht die natürliche Ordnung der Dinge.				
• Wenn die Mehrheit der Menschen das Klonen von Menschen befürwortet, sollte es erlaubt werden.				
• Das Klonen von Menschen ist einfach nicht notwendig.				

	stimmt voll	stimmt überwiegend	stimmt überwiegend nicht	stimmt nicht
▪ Die Risiken des Klonens von Menschen sind akzeptabel.				
▪ Welche Risiken auch immer auf dem Klonen von Menschen beruhen, wir können sie vermeiden, wenn wir wirklich wollen.				
▪ Selbst wenn das Klonen von Menschen Vorteile haben sollte, ist es doch immer noch gegen die Natur.				
▪ Falls irgendetwas beim Klonen von Menschen misslingen sollte, gäbe es ein weltweites Desaster.				
▪ Die Vision des Klonens von Menschen verursacht in mir große Wachsamkeit.				
▪ Das Klonen von Menschen beinhaltet keine Gefahren für spätere Generationen.				
▪ Von allen Risiken denen wir gegenwärtig gegenüberstehen, ist das Risiko des Klonens von Menschen eher unbedeutend.				
▪ Selbst wenn es bedeuten würde ohne irgendwelche Vorteile zu klonen, sollte das Klonen von Menschen in einer progressiveren Art und Weise eingesetzt werden.				

4. Ausblicke in die Zukunft

Bitte beantworte(n) (Sie) folgenden Aussagen und nutze(n) (Sie) bitte eine der beiden Möglichkeiten:

„stimmt überwiegend" oder *„stimmt überwiegend nicht"*

	stimmt überwie- gend	*stimmt überwie- gend nicht*
• Ich würde eine Petition gegen das Klonen von Menschen unterschreiben.		
• Ich würde mir Zeit nehmen und Artikel zu lesen oder Fernsehen zu schauen, um mich über die Vor- und Nachteile zu informieren, die durch die Fortschritte im Klonen von Menschen entstanden sind.		
• Ich fühle mich über das Thema Klonen von Menschen ausreichend informiert.		

Bitte beantworte(n) (Sie) die folgenden Fragen und kennzeichne(n) (Sie) die Möglichkeit, die Ihrer/Deiner Meinung nach am ehesten zu trifft.

5. Was ist Ihre/Deine Meinung zur Menschenwürde?

☐ (1) Eine Verletzung der Menschwürde besteht darin, den wissenschaftlichen und technologischen Fortschritt in der Biotechnologie abzulehnen und somit ein Leben geprägt durch Elend, Leid und Krankheiten zu bevorzugen.

☐ (2) Die menschliche Entwicklung beginnt mit der Befruchtung von Ei- und Samenzelle. Deshalb muss der Blastozyst (=hohle Zellkugel mit eingeschlossenem Zellhaufen), der sich durch die Befruchtung entwickelt hat, in der gleichen Art und Weise rechtlich geschützt werden wie vollständig entwickelte Menschen. Es verstieße gegen die Menschenwürde, die natürliche Entwicklung des wachsenden Blastozysten zu unterbrechen, um ihn dann als Rohmaterial für die Forschung zu missbrauchen.

☐ (3) Ein Blastozyst hat nicht die gleichen Schutzrechte wie vollständig entwickelte Menschen. Folglich lässt die moderne Weltanschauung keine Ausweitung der Menschenwürde auf den Blastozysten zu.

6. Wie definieren Sie/Du "Individualität"

(1) Individualität bedeutet das Recht eines jeden Individuums sich frei nach seinen eigenen Wünschen und Fähigkeiten zu der Person zu entwickeln, die er/sie werden möchte. Darin eingeschlossen ist auch das Recht auf genetische Manipulation, da der Körper das Eigentum von jedem Individuum ist.

(2) Durch geschlechtliche Fortpflanzung entstehen genetisch einmalige Menschen. Die Einzigartigkeit, die auf die Individualität eines jeden Menschen hinweist, würde gefährdet werden, wenn man sich in die Befruchtung einmischt.

(3) Die Individualität eines Menschen ist unabhängig von seinen Erbanlagen, da die Gesellschaft den wichtigsten Einfluss auf die Persönlichkeit als jeden hat. Daher ist die Einzigartigkeit nicht davon beeinflusst, ob ein Mensch geklont ist oder nicht. Individualität richtet sich nur nach dem Charakter des Individuums.

7. Welche Aussage beschreibt Ihrer/Deiner Meinung nach den Begriff "Freiheit" am Treffendsten ?

(1) Freiheit bedeutet, die Einschränkungen, die uns die Natur auferlegt hat, zu durchbrechen, denn es gibt keinen Grund, warum wir länger Sklaven unserer Gene sein sollten.

(2) Freiheit bedeutet Spontaneität und eine Vorraussetzung für Freiheit ist, dass wir ahnungslos gegenüber unserem Schicksal sind. Ein Klon ist genetisch vorherbestimmt und somit nicht frei in seinen Entscheidungen.

(3) Freiheit bedeutet die Möglichkeit eines jeden Individuums frei zu handeln und zu entscheiden. Manipulationen mit menschlichen Stammzellen sind unbedenklich, solange sie den Einzelnen nicht in seiner Freiheit beschränken.

8. Wie könnte das Klonen von Menschen/menschlichem Gewebe die Gesellschaft beeinflussen?

(1) Ein massives Klonen könnte die zwischenmenschliche Kommunikation vereinfachen, da Klone aufgrund ihrer identischen neurologischen Strukturen, ähnliche Denkweisen aufweisen.

(2) Klonen könnte eine unmoralische Weltanschauung fördern (Philosophie), da Menschen dann ein Mittel zum Zweck werden würden.

(3) Genetische Manipulationen würden die Lebensqualität enorm steigern und die Menschen vor Krankheiten schützen.

Land: _____

Bundesland: _____

Stadt: _____

Datum: _____

Ihre/Deine E-mail Adresse
(freiwillig!)
(Falls Sie/Du weitere Informationen   _____
oder Feedback erhalten möchten.)

XXXVII

Literaturverzeichnis

[1] *Anselm; Reiner; Rendtorff; Trutz et al.*: Starre Fronten überwinden, in: Frankfurter Allgemeine Zeitung (2001), Nr. 19, S. 8

[2] *Bauer, Axel W.*: Stellungnahme zur Frage des Klonens von Menschen, 9. März 1997 `http://www.uni-heidelberg.de/ institute/fak5/igm/g47/bauerdol.htm`

[3] *Beer, Wolfgang; Bremekamp, Elisabeth; Droste, Edith; Wulff, Claudia*: Gentechnik. Bonn 1999

[4] *Bergmann, Bärbel*: Einführung in die Methodenlehre. Vorlesungsscript WS 2002/2003, Technische Universität Dresden 2002

[5] *Beyer, Otfried et al.*: Mathematik für Ingenieure und Naturwissenschaftler. Wahrscheinlicheitsrechnung und mathematische Statistik, 7. Auflage, Leipzig 1995

[6] *Brüstle, Oliver et al.*: Embryonic stem cell-derived glial precursors. A source of myelinating transplants, Science (1999), Nr. 285, S. 54-65

[7] *Bülow, Detlev* von: Dolly und das Embryonenschutzgesetz, in: Deutsches Ärtzeblatt (1997), Jahrgang 94, Nr. 12, Ausgabe A, S. 718

[8] *Bundesärztekammer*: Richtlinien zur Verwendung fetaler Zellen und fetaler Gewebe, in: Deutsches Ärzteblatt, Sonderdruck (1991), Ausgabe A, S. 4296-4301

[9] *Bundesärztekammer (Wissenschaftlicher Beirat)*: Richlinien zur Transplanation peripherer Blutstammzellen, in: Deutsches Ärzteblatt (1997), Jahrgang 94, Ausgabe A, S. 158

[10] *Bundesärztekammer:* Richtlinien zum Gentranfer in menschliche Körperzellen, in: Deutsches Ärzteblatt (1995), Jahrgang 92, Ausgabe B, Nr. 11, S. 583-588

[11] *Bundesärztekammer:* Richtlinien zur Transplantation von Stammzellen aus Nabelschnurblut, in: Deutsches Ärzteblatt (1999), Jahrgang 96, Ausgabe A, Nr. 6, S. 1267-1304

[12] *Bundesministerium für Bildung und Forschung:* Die verwendung humaner Stammzellen in der Medizin. Perspektiven und Grenzen, Statusseminar am 29. März 2000, Bonn 2000

[13] *Bundesministerium für Gesundheit:* Wohin die Reise geht. Lebenswissenschaften im Dialog, München 2002

[14] *Bundesministerium für Gesundheit:* Fortpflanzungsmedizin in Deutschland. Wissenschaftliches Symposium des Bundesministeriums für Gesundheit in Zusammenarbeit mit dem Robert Koch-Institut vom 24. bis 26. Mai 2000, Baden-Baden 2001

[15] *Bundesregierung:* Klonbericht, BT-Drucksache 13/11263, 26. August 1998

[16] *Clauß, Günter et al.:* Statistik. Grundlagen, 3. überarbeitete Auflage, Frankfurt/Main 1999

[17] *Department of Health:* Stem Cell Research. Medical progress with Responsibility, Great Britain 2000, in: DRZE (2000), Dossier, S. 317-236

[18] *Deutsche Bischofskonferenz:* Der Mensch sein eigener Schöpfer?, Pressemitteilung, PRD-014, 08. März 2001, Bonn 2001

[19] *Deutsche Forschungsgemeinschaft (DFG):* Mensch nach Maß. Fragen an die Medizin der Zukunft, 23. Oktober 2002 (`http://www.dfg.de/aktuelles_presse/themen_dokumentationen/stammzellen/dossier_stammzellen.html`)

XL

[20] *Deutsche Forschungsgemeinschaft (DFG)*: Empfehlungen der DFG zur Forschung mit menschlichen Stammzellen, Naturwissenschaftlicher, juristischer und ethischer Hintergrund vom 3. Mai 2001, in: Deutsches Referenzzentrum für Ethik in den Biowissenschaften (DRZE), Dossier, Ergänzungsband, Bonn 2001, S. 13-72

[21] *Deutscher Bundestag (19. Auschuss)*: Entwurf eines Stammzellgesetzes. Beschlussempfehlung und Bericht, BT-Drucksache 14/8846, Berlin 2002

[22] *Deutscher Bundestag (19. Auschuss)*: Stellungnahmen zum Entwurf eines Stammzellgesetzes, A-Drucksachen a-o, Berlin 2002

[23] *Deutsches Referenzzentrum für Ethik in den Biowissenschaften (DRZE)*: Forschung an menschlichen embryonalen Stammzellen, Dossier, Bonn 2000

[24] *Deutsches Referenzzentrum für Ethik in den Biowissenschaften (DRZE)*: Forschung an menschlichen embryonalen Stammzellen, Dossier, Ergänzungsband, Bonn 2001

[25] *Enquete-Kommission Recht und Ethik der modernen Medizin*: Zweiter Zwischenbericht. Teilbericht Stammzellforschung, BT-Drucksache 14/7546, Berlin 2001

[26] *Europarat*: Menschenrechtsübereinkommen zur Biomedizin vom 4. April 1997, in: DRZE (2000), Dossier, S. 39-66

[27] *Europarat*: Zusatzprotokoll über das Verbot des Klonens menschlicher Lebeswesen vom 12. Januar 1998, in: DRZE (2000), Dossier, S. 67-74

[28] *Europarat*: Convention for the protection of Human Rights and dignity of the human being with regard to the application of biology and medicine. Convention on Human Rights and Biomedicine, ETS no. 164, Stand vom 08.02.2004 (http://conventions.coe.int/Treaty/Commun/ ChercheSig.asp?NT=164&CM=1&DF=08/0204&CL=GER)

[29] *Europäische Kommission:* FTE info. Das Auto von morgen erfinden, Nr. 32, Dezember 2001

[30] *Evans, M. J.; Kaufmann, M. H.:* Establishment in culture of pluripotential cells from mouse embryos, in: Nature (1981), Nr. 292, S. 154-156

[31] *Geisler, Linus S.:* Deutscher Arzt Recht Tag 2002. Stammzellen, Rechtliche Aspekte, Frankfurt/Main 2002

[32] *Generaldirektion für Bildung und Kultur:* The Europeans and Biotechnology. Eurobarometer 52.1, INRA (EUROPE), Europäische Kommission, Brüssel 2000

[33] *Gordijin, B.; Olthuis, H.:* Ethische Fragen zur Stammzelltransplantation aus Nabelschnurblut. in: Ethik in der Medizin (2000), Nr. 12, S. 16-29

[34] *Görres-Gesellschaft:* Zeitschrift für medizinische Ethik. Personalität und Körperlichkeit des Menschen, Jahrgang 48, Nr. 3/2002, Freiburg 2002

[35] *Graf, Roland:* Stammzellenproblematik, 11. April 2002 (http://cloning.ch/cloning/stammzellen.html)

[36] *Gutmann, Thomas:* Zur Strafbarkeit des Klonens von Menschen, in: Roxin, Claus et al., Medizinstrafrecht. Im Spannnungsfeld zwischen Medizin, Ethik und Strafrecht, 2. überarbeitete Auflage, München 2001

[37] *Hacker, Winfried:* Prospektives Gedächtnis, Vorschungbericht, Band 55, Technische Universität Dresden 1998

[38] *Hasselsberger, Dieter:* Das Grundgesetz. Kommentar für die poilitische Bildung, 10. Auflage, Bonn 1996

[39] *Hillebrand, Ingo; Lanzerath, Dirk; Wachlin, Klaus-Dietrich:* Zeitfragen. Klonen, 2. Auflage, Kirchheim 2002

[40] *Iliadou, Ekaterini:* Forschungsfreiheit und Embryonenschutz. Eine verfassungs- und europarechtliche Untersuchung der Forschung an Embryonen, Dissertation, Universität Regensburg, Berlin 1999

[41] *Johnson, Alissa:* Human Cloning, in: Genetics Brief (USA), Nr. 8/2002, S. 2

[42] *Keller, Rolf; Günther, Hans-Ludwig; Kaiser, Peter:* Embryonen-schutzgesetz. Kommentar zum Embryonenschutzgesetz, Stuttgart 1992

[43] *Kreß, Hartmut:* Gemeinsame Stellungnahmen der katholischen und evangelischen Kirche. Verbindliche Lehre oder argumen-tative Wertorientierung?, in: Zeitschrift für Evangelische Ethik, Nr. 45/2001, S. 121-134

[44] *Korzilius, Heike:* Hello Dolly, in: Deutsches Ärtzeblatt (1997), Jahr-gang 94, Nr. 10, Ausgabe A, S. 549

[45] *Länderoffene Arbeitsgruppe Bioethik und Recht:* Zwischenbericht, Schwerin 2000, S. 59-61

[46] *Lee, Robert; Morgan, Derek:* Birthrigths. Law and Ethics at the Be-ginning of the Life, Great Britain, Cornwell 1989

[47] *Maunz, Theodor; Dürig, Günther:* Grundgesetz. Kommentar, Lose-blatt, Stand: 39. Ergänzungslieferung, München 2001

[48] *Nationaler Ethikrat:* Stellungnahme zum Import menschlicher hu-maner Stammzellen, Dokument-Nr. 001/01, Dezember 2001

[49] *National Institutes of Health and Human Services:* Guidelines for Research Using Human pluripotent Stem Cells, in: DRZE (2000), S. 419-437

[50] *National Institutes of Health and Human Services:* Strate-gies for Implementing Human Embryonic Stem Cell rese-arch, 28.02.2002 (http://www.nih.gov/news/stemcell/022808implement.htm)

XLIII

[51] *Netzeitung*: EU übernimmt deutsche Auflagen für Stammzellforschung, in: Netzeitung, 30.09.2002 (http://www.netzeitung.
de/servlets/page?section=984&item=209230)

[52] *Ordemann, R. et al.*: Dresdner Nabelschnurblutbank. Erfahrungen
der Nabelschnurblutbank Dresden, unterstützt durch die deutsche Knochenmarkspenderdatei, in: Deutsche Medizinische Wochenschrift (2000), Nr. 125 (47), S. 1424-1428

[53] *Palmer, T. D. et al.*: Cell culture. Progenitor cells from human brain
after death, in: Nature (2001), Nr. 411, S. 42-43

[54] *Peter, Christoph*: Forschung am Menschen. Eine Untersu-
chung der rechtlichen Rahmenbedingungen unter besonderer
Berücksichtigung einwilligungsunfähiger Patienten, Dissertation,
Regensburg 2000

[55] *Pieroth, Bodo; Schlink, Bernhard*: Grundrechte Staatsrecht II,
13. neubearbeitete Auflage, Heidelberg 1997

[56] *Radtke, Henning*: Strafrecht 1. Teil B § 9 StGB, Vorlesung, WS
2000/2001, Universität Saarbrücken 2001

[57] *Rendtorff, Trutz et al.*: Das Klonen von Menschen. Überlegungen
und Thesen zum Problemstand und zum Forschungsprozess, in:
Forum TTN 2 (1999), S. 4-23

[58] *Richter, Eva. A.*: Tauziehen um Definitionen, in: Deutsches
Äzteblatt (2002), Jahrgang 99, Nr. 12, S. 760-761

[59] *Sachs, Michael*: Grundgesetz. Kommentar, München 1996

[60] *Schifferdecker, Christiane; Hornuff, Mathias*: Wissenschaftliches Arbeiten. Eine Einführung, 2. Auflage, Meissen 2002

[61] *Schmidt-Bleibtreu, Bruno; Klein, Franz*: Kommentar zum Grundgesetz, 9. Auflage, Neuwied 1999

[62] *Schmidt, Rolf*: Grundrechte, 3. Auflage, Bremen 2001

[63] *Schwägerl, Christian*: Nicht schimpfen, sondern forschen, in: Frankfurter Allgemeine Zeitung (2002), Nr. 155, S. 36

[64] *Solter, Davor et al.*: Putting stem cells to work, in: Science (1999), Nr. 283, S. 1468-1470

[65] *Singer, Peter*: Nicht alles Leben ist heilig, in: Der Spiegel (2001), Nr. 48/2001, S. 236-243

[66] *Sparmann, Anke*: Klonen. Die zweite Schöpfung, in: Geo (2002), Nr. 2/2002, S. 63-80

[67] *Spielmann et al.*: Animal alternatives in Germany, in: Science (1997), Nr. 276, S. 19

[68] *Thomson et al.*: Embryonic stem cell lines derived from human blastocysts, in: Science (1998), Nr. 282, S. 1145-1147

[69] *Unruhe, Rainer*: Habe Mut, dich deines eigenen Verstandes zu bedienen, in: GEO, Nr. 2/2000, S. 74 ff.

[70] *Wassermann, Rudolf*: Grundgesetz. Kommentar zum Grundgesetz für die Bundesrepublik Deutschland, Band 1, 2. Auflage, Neuwied 1989

[71] *Wissenschaftszentrum Nordrhein-Westfalen*: Das Magazin. Stammzellen und therapeutisches Klonen – Biomedizin ohne Grenzen, Jahrgang 12, Nr. 2/2001, Düsseldorf 2001

Gesetzesübersicht

[72] Gesetz zur Regelung des Transfusionswesens. Transfusionsgesetz (TFG), in der Fassung vom 1. Juli 1998, BGBl. I S. 1752

[73] Gesetz über den Verkehr mit Arnzeimitteln. Arnzeimittelgesetz (AMG), in der Fassung vom 1. November 2002, BGBl. I S. 3586

[74] Gesetz über die Spende, Entnahme und Übertragung von Organen. Transplanationsgesetz (TPG), in der Fassung vom 5. November 1997, BGBl. I S. 2631

[75] Gesetz zur Sicherstellung des Embryonenschutzes im Zusammenhang mit Einfuhr und Verwendung menschlicher embryonaler Stammzellen, Stammzellgesetz (StZG), in der Fassung vom 28. Juni 2002, BGBl. I S. 2277

[76] Gesetz zum Schutz von Embryonen, Embryonenschutzgesetz (ESchG), in der Fassung vom 13. Dezember 1990, BGBl. I S. 2746

[77] Gesetz zur Regelung der Genetechnik, Gentechnikgesetz (GenTG), in der Fassung vom 16. Dezember 1993, BGBl. I S. 2066

[78] Grundgesetz für die Bundesrepublik Deutschland (GG), in der Fassung vom 26. Juli 2002, BGBl. I S. 2863

[79] Urteil des Bundesverfassungsgerichts vom 25. 02. 1975, BVerfGE 39, 1, Schwangerschaftsabbruch I

[80] Urteil des Bundesverfassungsgerichts vom 17. 01. 1978, BVerfGE 47, 109, Bestimmtheitsgebot

[81] Urteil des Bundesverfassungsgerichts vom 20. 10. 1992, BVerfGE 87, 209, 'Tanz der Teufel'

[82] Urteil des Bundesverfassungsgerichts vom 28. 05. 1993, BVerfGE 88, 203, Schwangerschaftsabbruch II